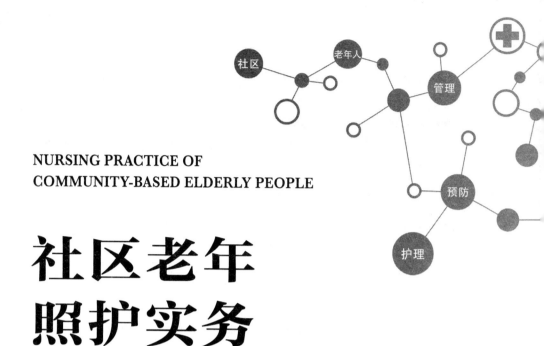

NURSING PRACTICE OF
COMMUNITY-BASED ELDERLY PEOPLE

社区老年
照护实务

主　审　徐晓玲

主　编　储爱琴

副主编　张海玲　袁　丽

编　委（按姓氏笔画排序）

　　　方跃艳　李　敏　吴小婷　张　甜

　　　张言武　张海玲　秦寒枝　袁　丽

　　　蒋　燕　锁彤晖　程　超　储爱琴

中国科学技术大学出版社

内 容 简 介

　　本书主要基于老年人的生理与心理特点,以老年照护模式为概念框架,从老年人的常见疾病与症状为出发点,详细介绍了老年人常见疾病及症状发生的危险因素、临床表现、处理以及预防,为社区老年人及其家庭照护提供一定的理论与实践指导。

　　本书可作为养老照护培训教材、养老照护人员的自学参考书,也可作为老人家庭照护者的指导书。

图书在版编目(CIP)数据

社区老年照护实务/储爱琴主编. —合肥:中国科学技术大学出版社,2020.10
ISBN 978-7-312-04920-0

Ⅰ. 社… Ⅱ. 储… Ⅲ. 老年人—护理—社区服务—研究—中国
Ⅳ. ① R473.59 ② D669.6

中国版本图书馆 CIP 数据核字(2020)第 173076 号

社区老年照护实务
SHEQU LAONIAN ZHAOHU SHIWU

出版	中国科学技术大学出版社 安徽省合肥市金寨路 96 号,230026 http://press.ustc.edu.cn https://zgkxjsdxcbs.tmall.com
印刷	安徽国文彩印有限公司
发行	中国科学技术大学出版社
经销	全国新华书店
开本	710 mm×1000 mm　1/16
印张	14.75
字数	306 千
版次	2020 年 10 月第 1 版
印次	2020 年 10 月第 1 次印刷
定价	50.00 元

前　言

由于人均预期寿命延长和生育水平下降,人口老龄化是当今部分国家和地区人口发展的一种趋势。根据国际划分标准,一个国家或地区65岁及以上人口比重达到7%或60岁及以上人口比重达到10%,就意味着该国家或地区进入老龄化社会。按照该标准,我国已于1999年步入老龄化社会。世界卫生组织(World Health Organization,WHO)调查报告显示,人口老龄化继续以老年人口年增长率2.4%的速度迅速进展并向高龄化发展,预计到2050年,全球老年人口的比例将从现在的10%增至21%,亚洲将从现在的9%增至23%。相关资料显示,2017年我国65岁及以上的老年人口总数达1.58亿,占总人口的11.4%,预计到2020年底,我国60岁以上老年人口将增加至2.55亿,占总人口数的比重将达到17.8%。

社会人口老龄化所带来的问题,不仅存在于老年人自身,还牵涉政治、经济、文化和社会发展诸多方面,是系列问题,如社会负担加重、家庭养老功能减弱、老年人对医疗保健及生活服务的需求突出、社会养老服务供需矛盾突出等。加之,老年人生理以及心理变化的特殊性,使老年人的健康问题越发突出。2016年10月,中共中央、国务院印发了《"健康中国2030"规划纲要》,指出要突出解决好老年人、残疾人等重点人群的健康问题。因此,关注老年人的健康及提高老年人的生活质量是全社会共同努力的方向。

中国科学技术大学附属第一医院(安徽省立医院)作为一家设备先进、专科齐全、技术力量雄厚的省级大型三级甲等综合性医院,自2009年始,就组建了"区域医疗中心协同医疗战略网",迄今已与国内69家县市医院建立战略协同关系,并全面托管安徽省颍上县、长丰县人民医院,建立省县医疗共同体,托管合肥市包河区望湖城社区医疗服务中心,建立社区医疗共同体。同时,医院与合肥市逍遥津社区、三孝口社区等开展高年资护士下沉社区工作,与基层卫生服务人员共同开展社区慢性病防治工作,为社区居民提供更好的医疗服务。

本书是中国科学技术大学附属第一医院(安徽省立医院)老年护理团队在国家相关政策背景下,基于老年人的生理与心理特点,以老年照护模式为概念框架,以老年人的常见疾病与症状为出发点,详细介绍了常见疾病及症状发生的危险因素、临床表现、处理以及预防,为社区老年人及其家庭照护提供一定的理论与实践指导。

本书在编写过程中参考了相关资料,在此向相关资料的作者表示感谢! 由于本书编者经验有限,加之编写时间紧迫,其中不足之处恳请读者、学者以及同仁批评指正。

编 者

2020 年 3 月

目　　录

第一章　概　　述

随着经济的发展和社会的进步,人口老龄化问题是目前全世界共同关注的热点问题之一。根据世界卫生组织(World Health Organization, WHO)调查,人口老龄化继续以老年人口年增长率 2.4% 的速度迅速进展并向高龄化发展,预计到 2050 年,全球老年人口比例将从现在的 10% 增至 21%,亚洲将从现在的 9% 增至 23%。自 2000 年以来,我国老年人口数量快速增加,人口老龄化程度不断加深。相关资料显示,预计到 2020 年底,我国 60 岁以上老年人口将增加至 2.55 亿,占总人口数的比重将达到 17.8%。现今,随着老年人口数量的增加及年龄的增长,老年人的健康状况不断下降。2016 年 10 月,中共中央、国务院印发《"健康中国 2030"规划纲要》,指出要突出解决好老年人、残疾人等重点人群的健康问题。因此,关注老年人的健康问题,提高老年人的生活质量是全社会共同努力的方向。

第一节　老年人与人口老龄化

一、老年人的年龄划分

(一) WHO 划分标准

由于世界人口平均寿命及政治经济的差异,对老年人的年龄划分并无统一标准。欧美发达国家≥65 岁者,亚太地区≥60 岁者划分为老年人;≥80 岁者划分为高龄老人,≥90 岁者为长寿老人,≥100 岁者为百岁老人。

（二）我国划分标准

根据1982年中华医学会老年医学学会的建议，我国将60岁以上者称为老年人，45～59岁为老年前期；60～89为老年期（老年人），其中80岁以上者称为高龄老人；90岁以上为长寿者（长寿老人），其中100岁以上者称为百岁老人。

二、人口老龄化

（一）人口老龄化定义

人口老龄化指社会人口从高出生率、高死亡率的年轻人群向低出生率、低死亡率的老年人群转变的过程，是一种社会现象。

（二）老龄化社会定义及划分标准

1. 老龄化社会定义

随着老年人口总数的增加，在社会中老年人口总数比例不断上升，使社会形成"老年型人口"或"老龄化社会"。

2. 老龄化社会的划分标准

（1）发达国家的标准。

65岁以上人口占总人口比例的7%以上为老龄化社会（老龄化国家或地区）。

（2）发展中国家的标准。

60岁以上人口占总人口比例的10%以上为老龄化社会（老龄化国家或地区）。

（三）人口老龄化的特点

1. 世界人口老龄化的特点

（1）人口老龄化的速度加快。

1950年全世界大约有2亿老年人，1990年则有4.8亿，2002年已达6.29亿，占全世界人口总数的10%。预计到2050年，老年人数量将猛增到19.64亿，占世界总人口的21%，平均每年增9000万。

（2）老年人口重心从发达国家向发展中国家转移。

1950～2050年的100年间，发达地区的老年人口将增加3.8倍，发展中地区的老年人口将增加14.7倍，因而世界老年人口日趋集中在发展中地区。1950～1975年，老年人口比较均匀地分布在发展中地区和发达地区，2000年，发展中国家的老年人口数约占全球老年人总数的60%。预计到2050年，世界老年人口约有82%

的老年人,即 16.1 亿人将生活在发展中地区,3.6 亿老年人将生活在发达地区。

(3) 人口平均预期寿命不断增加。

近半个世纪以来,世界各国的平均寿命都有不同程度的增加。19 世纪许多国家的人均寿命只有 40 岁左右,20 世纪末则达到 60～70 岁,一些国家已经超过 80 岁。2002 年世界平均寿命为 66.7 岁,日本平均寿命接近 82 岁,至今保持着世界第一长寿国的地位。

(4) 高龄老人(80 岁以上老人)增长速度快。

高龄老人是老年人口中增长最快的群体。1950～2050 年间,80 岁以上人口以平均每年 3.8% 的速度增长,大大超过 60 岁以上人口的平均增长速度(2.6%)。2000 年,全球高龄老人达 0.69 亿,大约占老年总人口的 1/3。预计至 2050 年,高龄老人约有 3.8 亿,占老年人总数的 1/5。

(5) 老年人口中的多数是女性。

多数国家老年人口中,女性数量超过男性。一般而言,老年男性的死亡率高于女性。性别间的死亡率差异使女性老年人成为老年人中的绝大多数。如美国女性老人的平均预期寿命比男性老人高 6.9 岁,日本为 5.9 岁,法国为 8.4 岁,中国为 3.8 岁。

2. 中国人口老龄化的特点

(1) 老年人绝对数量多,发展态势迅猛。

据调查,我国老年人口占世界老年人口总数的 20%,人口老龄化年均增长率约为总人口增长率的 5 倍。从 2011 年到 2015 年,全国 60 岁以上的老年人由 1.78 亿增加到 2.21 亿,老年人口的比重由 13.3% 增至 16%。如此快的增长速度和增长数量让我国较其他国家提前进入老龄化社会。

(2) 地区间发展不均衡,城乡倒置。

一方面,20 世纪 70 年代,受"少生优生,晚婚晚育"的计划生育政策的影响,城镇生育率较农村生育率低;另一方面,农村大量年轻劳动力去往一线、二线城市发展,农村老年人口增多,尤其空巢老人和独居老人居多,农村老龄化越来越严重。种种因素导致人口老龄化地区间发展不平衡,城乡倒置。

(3) 高龄化趋势加剧。

中国人民大学人口与发展研究中心研究提出高龄老人的病残率较其他老人更高,需要的关心照顾程度较其他老人也更多,高龄老人是老年人中最脆弱的群体,是解决好养老问题的重难点。某项调查显示,我国每年新增 100 万高龄老年人口,这种大幅度增加的态势将持续到 2025 年。

(4) 独居老人和空巢老人增速加快,比重增高。

随着我国城市化进程不断加快,家庭模式中传统的三世同堂越来越少,越来越多的家庭趋于小型化,加上城市生活节奏加快,年轻子女陪伴父母的时间也变少,使得我国传统的家庭养老功能正在逐渐弱化。据最新调查,预计到2020年底,独居老人和空巢老年人将增加到1.18亿人左右,独居老人和空巢老人将成为老年人中的"主力军"。

(四) 人口老龄化的影响

社会人口老龄化所带来的问题,不仅存在于老年人自身,还牵涉政治、经济、文化和社会发展诸多方面,是系列问题。

1. 社会负担加重

扶养老年人与扶养少年人所需社会资源不同,负担也大不相同。研究结果表明,扶养一位老人的平均费用与一位儿童的费用比例大体上为(2∶1)~(3∶1)。尽管中国儿童人口比例的下降抵消了老年人口比例的上升,在相当长的时期内被扶养人口总比例增加不多,但社会费用的支出仍将稳定地增长,其中医疗费用及退休金是社会对老年人主要的支出项目。

2. 家庭养老功能减弱

根据我国之前的计划生育政策,一对夫妻仅生育一个小孩,随着人口死亡率降低,人的寿命逐渐延长,一对年轻夫妻需要赡养的老人人口数量增加,即一个家庭里有一对夫妇、四个老人、一个孩子。在这种情况下,不管是在经济上还是在精力上,年轻一代都很难承受赡养老人的重负,导致传统的家庭养老功能有弱化的趋势。

3. 老年人对医疗保健、生活服务的需求突出

中国老年人医疗费用负担随年龄增加而迅速加重。老年人疾病多,病情往往比较严重,需要消耗更多的资源,不仅使家庭和社会的负担加重,同时也对医疗资源提出挑战,对医疗设施、医护人员和卫生费用的需求急剧增加。

4. 社会养老服务供需矛盾突出

目前我国人口老龄化呈现高龄化、空巢化的特点,养老负担越来越多地依赖于社会,但我国社会服务的发展仍相对滞后,养老服务供需矛盾突出。截至2015年底,全国各类养老福利机构近4万家、养老床位669.8万张,养老床位总数约占老年人口的3.02%,低于发达国家。可见养老服务的发展仍是一个重大难题。

第二节 老年人的身心特点

一、老年人的生理变化特点

(一)呼吸系统变化

主要表现为肺通气量、肺活量降低,肺残气量增加,动脉血氧含量降低等。

年龄的增长使老年人支气管黏膜萎缩,纤毛上皮细胞和纤毛运动减退,排除异物功能减退。肺泡发生蛋白变性,肺泡壁变薄,肺泡弹性减弱,肺间质发生纤维化改变,肺顺应性减退。由于动脉硬化,肺动脉也会发生粥样硬化及形成肺小动脉血栓,肺毛细血管床减少,肺血流量减少。呼吸肌群的肌力也减退,胸廓顺应性降低。由于上述改变,老年人的肺通气、换气功能减退,弥散能力降低。

(二)循环系统变化

心脏和血管的结构、功能逐渐减退,导致循环血量减少,容易引起其他脏器的缺血性改变。

冠状动脉逐渐硬化,冠状动脉血流量减少,心肌肥大,心肌纤维内脂褐质沉积,出现纤维化,心肌代偿功能不全,心脏收缩功能随增龄而下降,心输出量减少,左心室随增龄而逐渐变厚,心肌顺应性降低。心脏传导系统也发生改变,窦房结内的起搏细胞数量减少,心肌纤维减少,容易引起心率减慢及产生异位兴奋,出现心律失常。随着年龄的增长,可出现动脉弹性减退,血管内阻力增加,动脉硬化,动脉内膜增厚;静脉壁张力、弹性及静脉瓣功能减退。

(三)消化系统变化

随着年龄的增长,中老年人各种消化液分泌减少,胃肠蠕动功能减退较明显。食道和胃黏膜逐渐萎缩,黏膜变薄变白,胃腺体萎缩,胃蛋白酶和胃酸分泌随年龄增长而减少。另外,牙及牙周组织发生退行性变化,可见牙龈炎等病变,甚至牙齿松动、脱落,从而影响咀嚼功能,易发生消化不良。

老年人肠蠕动功能减退以及小肠绒毛逐渐萎缩,导致影响营养物质的吸收而发生营养不良。同时,肠蠕动减退及肠液分泌减少,还容易导致便秘。

（四）泌尿系统变化

老年人肾脏逐渐萎缩变小，重量减轻，肾小球数量变少，间质纤维化，包膜增厚。肾动脉硬化，肾血流量减小，导致肾小管缺血、浓缩功能减退、肾小球滤过率降低，引起肾功能减退，出现尿多、夜尿频繁甚至水肿、高血压等。随着年龄的增长，尿道可发生纤维化而变硬。有的可见尿道口发生硬化，致排尿不畅，严重时可见排尿困难。

（五）内分泌系统变化

老年期时，甲状腺腺体萎缩变小明显，甲状腺滤泡缩小，结缔组织增生，导致甲状腺功能低下，分泌甲状腺素减少，从而引起老年人代谢降低、耐寒力差及活动能力下降。甲状旁腺间质脂肪组织增多，甲状旁腺激素水平改变，从而影响老年人的骨代谢。

胰腺是老年人内分泌器官改变最明显的器官，除随着年龄的增长而萎缩变小外，胰腺还可出现纤维化、硬化改变，使老年人胰岛功能减退，胰岛素分泌减少。因此，老年人容易患糖尿病。

老年人肾上腺重量可有轻度减轻，纤维组织增生，肾上腺皮质萎缩，分泌功能减退，皮质醇、醛固酮及肾上腺皮质激素的水平降低，应激能力减弱，故老年人容易出现低血压、低血糖、倦怠、食欲减退及消瘦等。

（六）神经系统变化

大脑结构和功能的改变是老年人重要的生理特征之一。随着年龄的逐渐增长，神经系统的总趋势是衰退，主要表现在大脑重量逐渐减轻，脑细胞数量明显减少。

中枢神经和末梢神经的生理功能也会减退。60岁以上老年人中约30%有不同程度的听力减退。由于脑组织的退行性改变和脑动脉硬化、脑血流量减少，大脑的生理功能发生变化，记忆力降低、易疲劳、对外界反应迟钝以及感觉和平衡能力减退，甚至引发老年痴呆症和老年性精神障碍等。脑动脉硬化易引发脑卒中。

二、老年人的心理变化特点

（一）认知能力降低

老年人身体机能衰退，大脑功能发生改变，中枢神经系统递质的合成和代谢减弱,导致感觉能力降低,意识性差,反应迟钝,注意力不集中等。主要表现在两个方面:首先是感觉迟钝,听力、视觉、嗅觉、皮肤感觉等功能减退,而致视力下降,听力减退,灵敏度下降;再有是动作灵活性差,动作不灵活,协调性差,反应迟缓,行动笨拙。

(二)孤独和依赖

孤独是指老年人不能自觉适应周围环境,缺少或不能进行有意义的思想和感情交流。孤独心理最易产生忧郁感,长期忧郁就会焦虑不安,心神不定。

依赖是指老年人做事信心不足,被动顺从,感情脆弱,犹豫不决,畏缩不前等,事事依赖别人去做,行动依靠别人决定。长期的依赖心理,就会导致情绪不稳,感觉退化。

(三)易怒和恐惧

老年人情感不稳定,易伤感,易激怒,不仅对当前事情易怒,而且容易引发对以往压抑情绪的爆发。发火以后又常常感觉到如果按自己以前的性格,是不会对这点小事发火的,继而产生懊悔心理。

恐惧也是老年人常见的一种心理状态,表现为害怕,有受惊的感觉。当恐惧感严重时,还会出现血压升高、心悸、呼吸加快、尿频、厌食等症状。

(四)抑郁和焦虑

抑郁是常见的情绪表现,症状是压抑、沮丧、悲观、厌世等,这与老年人脑内生物胺代谢改变有关。长期存在焦虑心理会使老年人变得心胸狭窄、吝啬、固执、急躁,久则会引起神经内分泌失调,促使疾病发生。

(五)睡眠障碍

老年人大脑皮质兴奋和抑制能力低下,会造成睡眠减少,睡眠浅、多梦、早醒等睡眠障碍。老年人这些心理特点很容易导致老年人罹患某些精神障碍性疾病,如抑郁症、神经衰弱等。因此,老年人应该心态平和,适当进行体育运动,促进身心健康。

第三节　老年人的养老照顾模式

一、居家养老照顾模式

2016 年我国老龄人口突破 2.3 亿大关,老龄人口比例超过老龄化标准,我国已进入老龄社会。随着老年人口的不断增加,各地开始积极探索养老照顾模式,居家养老服务应运而生。

(一)定义

居家养老照顾模式,是指以家庭为核心、以社区为依托、以专业化服务为依靠,为居住在家的老年人提供以解决日常生活困难为主要内容的社会化服务。

(二)内容

包括生活照料与医疗服务以及精神关爱服务。老年人有多方面的需求:

(1)物质生活方面的需求,如衣食住行用;

(2)精神文化需求,如文化娱乐、保健、医疗卫生等;

(3)情感和心理慰藉方面的需求,如心灵沟通。老人也有为社会发挥余热来实现自身价值的需求,这也是心理慰藉的一种方式。

(三)形式

主要形式有两种:由经过专业培训的服务人员上门为老年人开展照料服务;在社区创办老年人日间服务中心,为老年人提供日托服务。服务对象一般是城镇居民中无劳动能力、无生活来源、无赡养人和扶养人,或者其赡养人和扶养人确无赡养或扶养能力的 60 周岁及以上的"三无"老人。

(四)主要优点

(1)居家养老符合多数老年人的传统观念,老年人居住在自己熟悉的家中,可以享受到家庭的温暖,精神愉悦,有利于身心健康。

(2)居家养老相对于社会机构养老所需费用较低,可减轻家庭经济负担,有利于解决中低收入家庭养老的后顾之忧。

（3）有利于减轻机构养老服务的压力,解决养老机构不足的难题。

（4）有利于推动和谐社区的发展和建设,在社区内形成尊老、助老的优良风气,提高社会道德风尚。

（五）存在不足

1. 社区居家养老软硬件设施投入不足,设施不完善

目前社区居家养老服务设施建设的资金来源主要是政府拨款、财政补贴、慈善捐助、福利彩票等政府投入,但因筹资渠道单一,社会资源投入较少,社区居家养老软硬件设施投入不足,设施不完善。

2. 服务项目单一,不能满足多层次需求

由于居家养老照护服务还处于起步发展阶段,尽管养老服务涵盖较多的服务内容和项目,但实际上社区所支撑的服务项目较少,服务面较窄。

3. 管理经验不足,资源整合程度不高

居家养老照护服务虽然在加速发展,但仍缺乏统一的管理和服务标准,管理水平低下,基本无经验可循,无法充分整合社区原有资源。在各方面条件都不成熟的情况下,社区无法充分发挥管理优势、充分整合资源,无法提供优质的社区居家养老服务。

二、机构养老照顾模式

（一）定义

机构养老照顾模式是指老年人居住在专业的养老机构中,由养老机构中的服务人员提供全方位、专业化服务的养老照顾,也是社会普遍认可的一种社会养老模式。

（二）内容

为老年人提供饮食起居、清洁卫生、生活护理、健康管理和文体娱乐活动等综合性服务。

（三）形式

主要以各种养老机构为载体,包括福利院、养老院、敬老院、老年公寓、托老所、老年护理院、临终关怀医院等,实现社会化的养老功能。

（四）主要优点

1. 集中管理

机构养老照顾模式采用集中管理，可使老年人得到全面的、专业化的照顾和医疗护理服务。

2. 为老年人提供便利和安全

专业的养老机构可为老年人提供良好的生活环境、无障碍的居住条件，配套设施齐全的养老机构使老年人的生活更加便利和安全。

3. 为老年人提供丰富的文化生活

各种社会活动以及丰富的文化生活有助于解除或减轻老年人的孤独感，从而提高生活质量。

4. 可减轻家庭负担

老年人居住在养老机构，由其提供照顾服务可减轻家庭的照顾负担，子女可从繁杂的日常照料中解脱出来，减轻压力，使他们有更多的时间与精力投入到工作与生活中。

5. 可缓解就业压力

机构养老可充分发挥专业分工的优势，创造就业机会，从而缓解就业压力。

（五）存在不足

1. 家庭和社会经济负担加重

生活环境和居住条件好的养老机构收费较高，一般家庭难以负担。数据表明，到2030年，每4个人中就有一位老人，如需满足所有老人的需求，国家就需建设大批的养老机构，这也会增加社会负担。

2. 养老机构管理体制和运营机制不完善

现在部分养老机构生活环境条件差，设备设施不齐全，服务内容不丰富，服务队伍人力不足，服务专业化水平较低等，不能满足老年人的需求。

3. 原有社会和家庭支持系统减弱

养老机构容易造成老人与子女、亲朋好友之间情感的缺失。子女将老人送至养老机构后，会因为工作忙等原因而减少对老年人的探望，使老年人生活在缺乏亲情和天伦之乐的环境中，易造成亲情、友情的淡化和缺失。

三、"医养结合"养老照顾模式

（一）定义

"医养结合"养老照顾模式就是把专业的医疗技术检查和先进设备与康复训练、日常学习、日常饮食、生活养老等专业相融合，以医疗为保障，以康复为支撑，边医边养、综合治疗的养老模式。

（二）内容

"医"主要就是重大疾病早期识别，以及必要的检查、治疗、康复训练，包括有关疾病转归、评估观察、有关检查、功能康复、诊疗护理、重大疾病早期干预以及临终关怀等医疗技术上的服务。

"养"包括生理和心理上的护理、用药和安全、日常饮食照护、功能训练、日常学习、日常活动、危重生命体征、身体状况分析、体重营养定期监测等服务。

医养结合是人类医疗改革创新中的重点康复工程，是一种切实可行的医疗改革新模式。

（三）形式

多数采用在养老机构的基础上新建小型医疗机构、新增医疗服务，以养老为主、医疗为辅，同时也存在新建的医养结合机构或医院转型为养老机构或护理院，强调医和养并重发展。

（四）主要优点

（1）可以整合和利用现有的医疗和养老资源，拓展养老机构的功能，为老年人提供健康教育、生活照护、医疗保健等服务。

（2）在传统的照护模式基础上，能对空巢老人和失能、半失能老人开展医疗护理、康复训练和健康保健服务。

（3）在老年人日常生活、医疗需求、慢病管理、康复锻炼、健康体检及临终关怀服务中实现一站式服务，可以提高老年人的生活品质。

四、其他养老照顾模式

（一）以房养老模式

以房养老模式是老人将自己的产权房抵押或者出租出去，以定期取得一定数额养老金或者接受老年公寓服务的一种养老方式。通过一定的金融机制或非金融机制，将住房蕴含的价值尤其是老人身故后住房仍然会保留的巨大价值，在老人生前变现套现用来养老。以房养老已经受到社会的极大关注。适合对于手头有房、无子女或者不愿意将房产留给子女的老人。

（二）乡村养老模式

乡村的空气清新，生态环境优越，生活成本低廉，吸引众多的退休老人前去养老。有的城市老人本来家乡就在农村，退休后想叶落归根；有的老人因为收入低，在城市居住感觉生活成本较高，在农村养老经济上宽裕些；有的老人喜欢接近大自然，种草养花，爬山嬉水，感觉与大自然做伴是人生一大乐趣，所以催生了乡村养老这种养老模式。

（三）异地养老模式

异地养老即鉴于不同地域的房价、生活成本和生态环境的巨大差异，老人从生活成本高、居住环境不好的大城市迁出，迁移到生态环境优越，生活成本较低的城镇养老居住的养老模式。适合经济条件不太好但喜欢旅游的老人，旅游养老两不误。

（四）智慧养老模式

智慧养老是面向居家老人、社区及养老机构的传感网系统与信息平台，并在此基础上提供实时、快捷、高效、低成本的物联化、互联化、智能化的养老服务。

随着科技的进步，新型养老方式日趋流行，社会上也涌现出一系列如专为父母设计的电视盒子等高科技产品，提升老人的晚年生活质量，最大限度地解决空巢老人寂寞的问题，是智慧养老、候鸟式养老、信息化养老、中国式养老的新形式。智慧养老经过一年多的良好运营与快速成长，获得了政府、行业、公众及媒体的广泛关注与认可。老人可充分享受到物联网带来的便捷和舒适。

（五）养老社区新模式

随着养老需求不断释放，一些新型养老模式也已出现，如养生养老社区，该项目通过会员型养老公寓结合产权型亲子养老产品，依托于全配套设施，实现父母同子女两代居住的生活理念，打造三代人全龄共生的社区。

（六）村级主办互助养老新模式

该模式有四个特点："村级主办"，就是由村委会利用集体资金、闲置房产或租用农户闲置房产设施，村集体量力而行地承担水、电、暖等日常运转费用。"互助服务"，就是由子女申请、老人自愿入住，衣、食、医由老人及其子女保障。院内老人中年轻的照顾年老的，身体好的照顾身体弱的，互相帮助、互相服务，共同生活。"群众参与"，就是由村集体组织、动员和鼓励村民、社会力量和志愿者，特别是外出经商"成功人士"回报乡亲，为互助养老提供经济支持或服务。"政府支持"，就是由各级政府从政策、基础设施建设、资金、管理培训等方面给予支持、指导。

第二章　老年人营养不良照护

　　随着经济发展,老年人营养状况和健康水平有较大提高,但是膳食结构不合理现象较严重,加之年龄增长引起的器官功能逐渐衰退、疾病困扰以及生理心理适应能力的改变等原因,我国老年人的营养健康状况不容乐观。营养缺乏和营养摄入过剩现象并存。调查显示,老年人群低体重率为 6.1%,肥胖率为 11.0%,贫血率高达 12.6%,明显高于其他人群。《中国食物与营养发展纲要(2014—2020)》中指出,要重点发展营养强化食品和低盐、低脂食物,开展老年人营养监测与膳食引导,科学指导老年人补充营养、合理饮食,提高老年人生活质量和健康水平。因此,及时有效地对老年人群进行营养不良风险筛查,指导老年人合理营养,健康衰老,对于提高抵抗力,减少疾病,减轻医疗负担等具有重要作用,也是今后我国社会和谐健康发展的需要。

第一节　老年人营养不良的危险因素

　　营养不良是指由体内各种营养素(包括能量、蛋白质及其他营养素)不足或过剩,引发的机体形态、功能的改变,并常伴有相应的临床表现。老年人营养不良的危险因素涵盖生理、疾病、心理、社会等方面。

一、生理与疾病因素

(一)年龄

　　随着年龄的增长,营养不良发生率呈增长趋势。研究显示,年龄段较高的老年人营养不良的发生率明显高于低年龄段的老年人。

（二）生理机能退化

老年人各个器官及各项身体机能的老化,影响营养的摄入及吸收。老年人牙齿脱落、咀嚼肌萎缩,普遍存在不同程度的咀嚼困难。研究表明,存在咀嚼困难的老年人营养不良的发生率明显高于咀嚼功能正常的老年人。同时,随着机体的老化,老年人食欲会逐渐下降,主要表现为嗅觉和味觉敏感性的下降,导致老年人群品尝食物和享受食物的乐趣和能力降低,使老人的食物摄入量不容易满足需求。

（三）认知功能下降

研究表明营养状况与认知情况呈正相关,认知功能会影响老年人选择食物的能力。同时,营养不良可能会进一步加重认知功能的障碍。老年痴呆、记忆力差等认知功能差导致老年人不知道要吃什么、反复吃同一种食物或忘记吃饭,甚至不知道最近一顿是什么时候吃的。

（四）活动能力下降

研究表明,日常活动能力差与营养不良有相关性。随着老化的进展,老年人变得越来越虚弱,尤其患有肌炎、关节炎或眩晕、身体致残者等。疼痛和体力不足使老年人很难进行一些简单的活动。例如开罐头瓶盖、削水果、站立做饭等。

（五）疾病

老年人对疾病的易感性普遍高于年轻人。疾病可引起摄食能力及摄食欲望降低,同时还可以导致消耗增加及吸收代谢障碍。研究表明,有疾病史的老年人营养不良发生率明显高于无疾病史的老年人。

1. 口腔疾病

老年人容易患各种口腔疾病,例如义齿不适、下颌疼痛、口腔溃疡和牙齿脱落等均可影响饮食的摄入。

2. 消化系统疾病

老年人胃肠蠕动减慢,胃酸、胆汁以及各种消化酶的合成、分泌减少,大大降低了老年人的食欲,同时也阻碍了对营养物质的分解、吸收。

3. 慢性病

除常见的消化系统疾病外,其他系统的慢性疾病,如脑梗死、慢性支气管炎、肺心病、尿毒症等,均可导致老年人营养不良。

（六）药物的副作用

许多药物都会使食欲减低、引起恶心或者感觉食物的味道发生变化。此外，若吃饭与服药的时间间隔较短，由于胃容量的限制，容易导致食物和热量的摄入减少。

二、社会与心理因素

（一）经济文化水平

老年人的经济来源相对受限，因此倾向于选择便宜、单一的食物。研究表明生活富裕的老年人营养状况好于生活贫困者；高收入老人发生营养不良或潜在营养不良的风险低于低收入老人。

受中国国情影响，老年人受教育程度一般不高。而良好的文化水平及认知功能往往会提升自我健康意识，倾向于更加丰富多样的饮食。营养状况与文化程度呈正相关。研究表明大专及以上文化程度的老年人发生营养不良/潜在营养不良的风险相对于文盲/半文盲老年人的风险更低。

（二）家人与社会的关爱

随着年龄增长，老年人群的社会活动也逐渐减少，由于缺乏家人的照顾及营养指导，独居老年人的营养不良发生率高于与家人同住的老年人。缺乏家人的陪伴及关爱，老人更易产生孤独、悲观、抑郁的情绪，从而进一步导致营养不良。

（三）心理及情绪状态

老年人常因退休、丧偶、孤独或儿女不孝等事情产生抑郁、焦虑、恐惧、偏执等不良情绪，从而导致食欲缺乏、消化功能紊乱，影响其进食兴趣和能力，从而导致营养不良。

第二节　老年人营养不良的表现

一、临床类型与分类

老年人常见营养不良分为以下 4 种类型：

（一）干瘦型或单纯饥饿型营养不良

因能量摄入不足所致，常见于慢性疾病或长期饥饿者。主要表现为严重的脂肪和肌肉消耗，皮褶厚度和上臂围减少等。

（二）低蛋白血症型或急性内脏蛋白消耗型营养不良

因长期蛋白质摄入不足，以及严重外伤、感染、大面积烧伤等引起的剧烈系统性炎症反应造成。伴有明显的生化指标异常，主要为血浆白蛋白明显下降和淋巴细胞计数下降。老人脂肪储备和肌肉量可在正常范围，因而一些人体测量指标正常，但内脏蛋白质迅速下降、水肿及伤口愈合延迟。

（三）混合型营养不良

因蛋白质和能量均摄入不足所致，属最严重的一类营养不良，多在疾病终末期产生。常表现为恶病质。

（四）营养过剩

营养过剩常表现为过度肥胖，它与一些疾病相关，如高血压、糖尿病、心脏病、骨关节病等。BMI$>35\ kg/m^2$的老年人，其功能状态可能会变差，相关疾病和死亡风险也增加。其照护重点不是减少多少体重，而是达到较健康的体重，尤其是肌肉重，以及保持身体的力量和柔韧性，维持其生活质量。

二、辅助检查

实验室检查是炎症和疾病严重程度的重要量化指标，将临床表现与生化指标相结合，有助于综合分析和评价老人的营养状况。

（一）人血白蛋白

目前认为人血白蛋白是反映疾病预后的预测因子，但是低蛋白血症对于指示营养不良并不具有特异性和敏感性，因其受创伤、疾病和炎症反应的影响较大。

（二）前白蛋白

前白蛋白的半衰期较短，能够反映体内蛋白合成的短期的变化情况；但作为评价营养状态的指标，其局限性和白蛋白是一样的。

（三）血清胆固醇水平

低胆固醇血症提示老人的临床预后常常不良。

（四）水平衡

注意机体有无水肿及脱水情况。

三、症状

（一）营养不足

1. 消瘦型

由长期能量严重不足引起。表现为消瘦，皮下脂肪消失，皮肤无弹性，头发脱落，体弱乏力，萎靡不振等。

2. 水肿型

由长期蛋白质严重不足引起。表现为周身水肿，眼睑和身体低垂部水肿，皮肤干燥萎缩，角化脱屑，或有色素沉着，头发脆弱易断和脱落，指甲脆弱、有横沟，无食欲，常有腹泻和水样便等。

3. 混合型

由长期的蛋白质-能量不良引起。主要表现为以上两类营养不良特征，并可伴有其他营养素缺乏的表现。

（二）营养过剩

营养过剩是由于能量和脂肪摄入过多引起，一般表现为超重（大于理想体重的10%）和肥胖（大于理想体重的20%）。营养过剩与很多疾病有关，如高血压、心脏病、2型糖尿病、痛风、胆囊疾病、骨关节炎、睡眠呼吸暂停综合征等。营养过剩也可能是过度摄入脂溶性维生素和一些矿物质导致了机体功能改变或受损，如维生素A过量摄入会引起肝脏损害。

（三）营养失衡

营养失衡介于营养不足和营养过剩两者之间，主要是各种营养素摄入不均衡所致。其表现多伴随疾病出现。临床上较为多见，如不均衡的肥胖、2型糖尿病、痛风病等。另外，液体失衡是老年人营养缺乏比较重要的临床表现。

四、并发症

营养不良的存在显著增加并发症和其他不良结局。老年人营养不良容易并发焦虑、抑郁、跌倒、骨折、压疮、心衰、腹泻、败血症、严重创伤、水、电解质及酸碱平衡紊乱、免疫功能下降乃至死亡等。

第三节　老年人营养不良的处理

一、治疗

若老年人发生进食严重受限超过 5 天，或者体重丢失超过之前体重的 10% 以上，应尽早前往医院寻求正规的营养干预。

1. 纠正代谢紊乱

尽早纠正低血容量及酸中毒、低钠、低钾等水、电解质及酸碱平衡紊乱。

2. 制定营养支持方案

根据年龄、BMI、是否禁食、原发病及同一疾病的不同病程、引流量和是否伴随心、肺、肾疾病，选择合适的营养支持途径、适宜能量和营养素，制定个性化营养支持方案。

3. 选择合适的营养支持途径

首选肠内营养，这有利于维持肠道功能，实施方便，并发症少，易于长期应用。若不用耐受或较长期无法进行肠内营养，可选用肠外营养。

4. 积极治疗原发病

在纠正营养不良的同时，对原发病所致的营养不良，应积极治疗原发病，以阻断恶性循环，增强老人的免疫力。

5. 增加经口摄入营养

增加经口摄入营养对于稳定的轻度营养不良老人来说，即应纠正食欲缺乏的状况。

（1）改善进食，短期增加自主进食。评估和满足老人的食物爱好，少量多餐，使用增味的食物，提供老人喜欢的高能量食物（如甜食）。

（2）口服全营养补充剂能够改善老年人膳食摄入，预防或减缓体重丢失，提高免疫力，以及改善营养不良和具有营养不良危险者的健康。

（3）对进食较少的老年人，除了补充充足的能量及蛋白质外，应使用常规标准的富含多种维生素、微量元素的膳食补充剂。

（4）对于经口摄食不能获得充足的蛋白质和能量或者已经诊断为营养不良的老年人，应考虑给予肠内营养或者肠外营养支持。

6. 适当活动

增加体力活动可以改善食欲，提高生活质量，容易使能量摄入增加，改善老人微量营养素的摄入情况和稳定机体功能状态。

二、护理

（一）一般护理

1. 食品的选择与烹制

选购的食物必须新鲜、清洁。食品不宜在冰箱内长期存放。如感觉食物味淡，可在用餐时蘸醋或酱油，或每餐有一个味重的菜。羹汤类食品能增加与味蕾的接触，亦有利于提高食欲。

2. 根据食谱制作食物

菜肴制作时注意颜色的搭配。食物的色、香、味俱全有利于刺激食欲。经常更换不同的食品类型和不同的烹调方法，也有助于增进食欲。

3. 适度活动

根据老年人的体力和年龄，指导其进行适度的活动，适量锻炼。两餐间可在室内或户外活动，改善情绪，增进食欲。

4. 定期测试相关指标

定期测量体重（半个月 1 次）；根据医嘱定期测定血清蛋白量以及清蛋白与球蛋白的比值等。

（二）家庭肠内营养的护理

家庭肠内营养（Home Enteral Nutrition，HEN）是在专业的营养支持小组指导下，在家庭内实施的肠内营养支持。其适用于胃肠功能基本正常，但不能经口进食或口服饮食不能满足营养需要，并且病情允许在家庭内接受肠内营养支持的老年人。家庭肠内营养具有费用低廉、易于实施的优点，但实施过程中必须规范操作，以确保安全。HEN 的营养摄入途径包括口服和管饲喂养。绝大多数 HEN 老人经各种导管喂养，即家庭管饲喂养。对于接受家庭管饲喂养的老年人应做好家庭管理，具体如下：

（1）做好解释工作，取得老年人的理解与配合。

（2）管饲饮食可以是自制匀浆，也可以在医生指导下选用专业调配的匀浆，或购买商品营养素制剂，如安素、能全力、百普素、百普力等。自制匀浆可以是调配的果汁、米糊，也可以将牛奶、鱼、肉、水果、蔬菜等食品去刺、皮和骨后，用高速捣碎机搅成糊状，其所含营养素与正常饮食相似，且已在体外粉碎，易于消化吸收。制作鼻饲营养液时应将肉、蛋、菜等各种食物搅碎，现配现用。若管饲营养液在冰箱内存放时间少于 24 h，可于管饲注入前充分煮沸 5 min。管饲温度为 39～41 ℃，以手腕处试温，感觉温热为宜，温度切不可过高。

（3）管饲前，在病情允许的情况下，抬高床头至水平面成 30°～45°，进餐后 30～60 min 再放下床头，以防食物反流。

（4）管饲前，操作者洗手，回抽胃液，确保胃管位置正常。

（5）每次管饲食物前后均用 30 mL 温开水冲洗管道。

（6）管饲速度不宜过快，300 mL 鼻饲液一般在 30 min 内注入为佳。

（7）注意事项如下：

① 管道避免脱出，插入的深度要保持合适，成人一般为 45～55 cm。若怀疑管道脱出，应及时联系医护人员。意识不清或躁动不合作的，需预防管道被拉出，必要时可对病人双手进行保护性约束。

② 妥善固定管道，固定胃管可用绳子固定于双侧耳后，或用医用透气胶布贴于鼻尖部。胶布定期更换，至少每周更换一次，卷边脱落时要立即更换。

③ 胃管末端开口处用清洁纱布包裹，及时更换，防止污染。

④ 观察胃液的颜色、性质，胃液颜色一般为墨绿色（混有胆汁），如出现颜色或性质的改变，应及时通知医生，以做相应处理。

⑤ 管饲营养液注入药物前，药物要充分研碎，并与少量鼻饲液混合后注入，这样可避免因药物沉淀而堵管；不同的药物应分开注入，以免发生配伍禁忌。

⑥ 保持口腔清洁，协助病人刷牙或做口腔护理，每日 2～3 次。

⑦ 进行早期吞咽功能康复训练的病人，可在医师的指导下试行经口进食，尽早拔除胃管。

（三）家庭肠外营养的护理

家庭肠外营养（Home Parenteral Nutrition，HPN）是指在专业营养支持小组的指导下，让某些病情相对平稳，需要长期或较长期依赖肠外营养的特殊老年人在家中实施肠外营养。HPN 包括全肠外营养和部分补充性肠外营养两类，常用于患有慢性肠衰竭、恶性肿瘤梗阻或胃肠道不全梗阻等疾病的老年人。对于接受家庭

肠外营养的老年人应做好家庭护理,具体如下:

(1) 老年人及照顾者应接受 HPN 技术和相关知识培训及教育,内容包括无菌操作基本规程、肠外营养液的配置和输注、导管护理、常见并发症的识别和防治等。

(2) 肠外营养液由接受专业培训的家庭人员或者专业人员按照无菌操作技术、规范的配置操作流程完成。配置好的营养液应当天使用,不宜在常温下长时间储存。

(3) HPN 的配方是根据病人实际的代谢需要、营养状态、器官功能、输注途径、方便配置以及治疗目标来制定的,应严格遵医嘱输注。

(4) HPN 的输注通常采用循环输注法,即选择每天的某一段时间内输注营养液,而一天内有一段时间不输液,一旦输注时间确定以后,老年人和家庭成员需一起帮助改变老年人的生活方式,从而提高老年人的顺应性,这样有利于老年人进行正常的日常工作或活动,改善其生活质量,营养液输注的速度应快慢适宜。

(5) 刚从医院转入家庭进行 HPN 时,建议给予老年人 10 d 左右的过渡期,逐渐由持续输注转变为循环输注,逐步缩短每日输注时间,同时监测机体对葡萄糖和液体量的耐受情况,避免血糖波动变化过大对机体造成不利影响,防止无营养液输注期出现严重的低血糖现象。

(6) 一些老年人的营养液输注时间可选择在夜间,输注持续时间控制在 12 h内。一般在入睡前开始输注,待睡醒后液体基本上输完;用输注泵控制输注速度,一旦出现故障或液体输注完毕,仪器会自动报警,保证输液的安全。

(7) 学会自我检测,包括:

① 是否有高热、畏寒甚至寒战。

② 是否有心悸、胸闷、气急的征象。

③ 是否有舌干、口渴、水肿以及尿量过多或过少等表现。

④ 是否有明显乏力或肌肉抽搐以及食欲明显减退、巩膜及皮肤黄染、皮疹等症状。

⑤ 是否有与导管同侧的上肢突然肿胀。

⑥ 是否有导管堵塞、易位、脱出等迹象。

⑦ 是否有较明显的体重变化。

此外,专业人员应对老年人进行定期随访和监测,通过系统、全面、持续的监测了解老年人的代谢情况,及时发现或避免可能发生的并发症。

(四) 吞咽障碍的护理

吞咽障碍与营养不良关系密切,可互为因果形成恶性循环。吞咽功能受损使食物、液体的吞咽效率低下,吞咽安全风险增加,社交活动受限,经口摄食欲望逐渐丧失,进而导致营养不良和(或)脱水。对吞咽障碍老人进行营养管理十分有必要。

1. 吞咽功能自评

老年人及照顾者学会利用中文版吞咽障碍指数自评表（DHI，见附录1）进行初步吞咽功能分级，以指导家庭营养管理的尽早介入。对 DHI 得分为0、进入管理体系后出现营养不良或不良反应的老人每隔1个月进行 DHI 再评价；对进入管理体系后未出现营养不良和不良反应的老人每隔3~6个月进行再评价。

2. 基于吞咽功能分级来制定家庭营养管理方案

如何制定营养管理方案取决于老人现阶段的营养状况、吞咽功能、经口进食的安全性、预计营养支持时间、原发病的严重程度、认知功能及依从性等方面（表2.1）。

表 2.1　不同吞咽功能分级营养管理方案

吞咽功能级别		临床表现	进食状态	治疗要点	营养管理策略
无误吸	7级正常	无吞咽障碍	经口进食（吞障普食）	不需治疗	营养教育
	6级轻度问题	主观评估有轻度吞咽问题，咀嚼不充分但口腔残留少	经口进食（吞障普食＞吞障调整饮食）	关注口腔问题（如调整义齿），指导食物选择和烹饪方式。根据实际需求康复训练	营养教育＋饮食质地调整
	5级口腔问题	存在先行期和准备期；口腔中度或重度障碍，吃饭时间延长，口腔内残留食物增多。可能存在脱水和营养不良风险	经口进食（吞障普食≤吞障调整饮食）；可能需要肠内营养	康复训练；指导食物选择、饮食质地调整和烹饪方式。吞咽时需他人的提示或监护	营养教育＋饮食质地调整＋训练饮食＋可能肠内营养
存在误吸	4级机会误咽	常规经口进食存在误吸风险，可见咽头食物残留。可能存在脱水和营养不良	吞障调整饮食，常规使用管饲肠内营养；经口进食（吞障调整饮食）＞管饲	康复训练；通过饮食质地调整防止误吸和营养不良	营养教育＋饮食质地调整＋训练饮食＋肠内营养
	3级水分误咽	存在水的误吸，吃饭只能咽下食物，但摄取的能量不充分	吞障调整饮食，饮水必须加增稠剂；经口饮食（吞障调整饮食）＜管饲	饮食质地调整有一定效果；需要长期管饲营养支持保证水分和营养供给；在安全前提下进行康复训练	营养教育＋饮食质地调整＋训练饮食＋肠内营养

续表

吞咽功能级别		临床表现	进食状态	治疗要点	营养管理策略
存在误吸	2级食物误咽	存在水分、固体、半固体食物误吸,基本不可经口进食;可保持稳定的呼吸状态。需要长期管饲营养支持	长期管饲	饮食质地调整效果不确定,长期管饲营养支持。康复训练,外科治疗	营养教育＋肠内营养
	1级唾液误咽	存在唾液误吸,不能经口进食、饮水。无法保证稳定的呼吸状态	长期管饲,或需要肠外营养	以维持平稳生命体征为基本目的,长期管饲营养支持;必要时可行肠外营养支持。外科治疗	营养教育＋肠内营养/肠外营养

注:＞:多于;＜:少于;≤:不多于。

3. 食物选择

在无吞障和吞障的早期阶段(6～7级),应充分尊重老人的进食意愿,保证生活质量。

选择适宜的食物,不吃容易引发呛咳、误吸的危险食物(表2.2)。

表2.2　吞障老人食物选择(忌用)举例

咀嚼、吞咽问题	食物状态	食物举例
咀嚼困难	坚硬	苹果、烤肉、坚果、豆类、干肉、腌腊制品
	高纤维	芹菜、竹笋、芦笋、藕、豆芽菜、金针菇、韭菜
	质地顺滑有弹性,加热不易变软	魔芋、墨鱼、鱿鱼
形成食团困难	含水量低、干燥、松散	鱼肉松、面包、饼干、冻豆腐
易在黏膜上残留	有黏性,易粘连	糯米、海带、紫菜
易呛咳	液体或酸性	果汁、醋、茶水
易进入气管	小颗粒	芝麻、花生

4．饮食质地调整

饮食质地调整方式包括调整食物形态、改变烹饪方式等。最常见的是将固体食物改成泥状或糊状,固体食物经过机械处理使其柔软,质地更趋于一致,不容易松散,从而降低吞咽难度;对老人个体有效,可改善老人个体的吞咽效率。分级吞障调整饮食举例见表2.3。

表2.3　分级吞障调整饮食举例

食物分类*	吞障调整饮食分级			
	吞咽普食**	吞咽软食	吞咽半流质	吞咽流质
谷类食物	米饭 (米∶水＝1∶1.2)	软米饭 (米∶水＝1∶1.3)	米粥 (米∶水＝1∶5)	米糊 (米粉∶水＝1∶1.2)
蔬菜水果	土豆块 苹果块	土豆大丁 苹果大丁	土豆小丁 苹果小丁	土豆泥 苹果泥
鱼禽肉蛋	鱼排 水煮蛋(去壳)	荷包蛋	炒鸡蛋	鱼泥 蒸水蛋
奶类和豆类	酸奶 豆腐块	豆腐大丁	豆腐小丁	酸奶(稀) 豆腐泥

注:* 依据《中国老年人平衡膳食宝塔(2010)》。
　　** 该列举例食物形态不受限制,家常烹饪均适宜。
　　大丁:2 cm 见方;小丁:1.2 cm 见方。

（五）用药护理

对于因服用药物引起的营养不良,老人及其家属应在医师的指导下尽量调整药物的品种与剂量。

（六）生活护理

为无力自行采购和烹制食物的老年人提供相应的帮助,如送菜上门或集体用餐。注意少量多餐的原则。进餐前室内先通风,空气要新鲜,进餐时室内环境保持清洁。尽可能让老年人与家人一起用餐或集体进餐。

（七）心理护理

给老年人及其照顾者讲解营养不良出现的原因,鼓励老人积极配合医师治疗原发病,有针对性地做好心理疏导,避免因精神紧张刺激而进一步加重症状。鼓励老年人参加有益的社交活动,调节情绪,使其保持心情愉悦。

(八)注意事项

(1) 营养过剩治疗的重点不是减掉多少体重,而是达到一个较健康的体重,尤其是肌肉重,以及保持身体力量和柔韧性,维持其生活质量。

(2) 口服营养补充剂应该两餐间食用,既可有效增加每天的总能量摄入,又不会因在餐时食用而引起相应的进食总量减少。

(3) 纠正老年人的营养不良不可操之过急,尤其是严重营养不良时,先补给所需营养的半量,再逐步增至全量,防止发生再喂养综合征。

(4) 除与疾病相关的临床检查外,应注意有无牙齿松动或脱落、口腔炎、舌炎、皮肤黏膜和毛发的改变、水肿、腹腔积液、恶病质、伤口愈合情况等。当 BMI < $18.5 \, \text{kg/m}^2$ 并有一般情况差时,就有较高的出现疾病的风险。

第四节　老年人营养不良的预防

中国营养学会受原国家卫生计划生育委员会委托,组织专家,根据老年人的生理特点、健康状况、营养需求,于 2016 年修订了《中国老年人膳食指南》。该指南结合近年来老年人群营养领域的新理念、新技术、新成果,在普通人群膳食指南的基础上,增加了适应老年人特点的膳食指导内容,旨在帮助老年人更好地适应身体机能的改变,努力做到均衡营养、合理膳食,预防老年人营养不良的发生,从而减少和延缓营养相关疾病的发生和发展,延长健康生命时间,促进成功老龄化。该指南中老年人膳食关键推荐为:少量多餐细软,预防营养缺乏;主动足量饮水,积极户外活动;延缓肌肉衰减,维持适宜体重;摄入充足食物,鼓励陪伴进餐。

一、少量多餐细软,预防营养缺乏

(一)少量多餐

不少老年人牙齿缺损,消化液分泌减少,胃肠蠕动减弱,容易出现食欲下降和早饱现象,以致造成食物摄入量不足和营养缺乏,因此,老年人膳食更需要相对精准,不宜随意化。进餐次数可采用三餐两点制或三餐三点制;每次正餐提供的能量占全天总能量 20%～25%,每次加餐的能量占 5%～10%,且宜定时、定量用餐。

睡前1 h内不建议用餐喝水,以免影响睡眠。一些食量小的老年人,应注意在餐前和餐时少喝汤水,少吃汤泡饭。

（二）制作细软食物

（1）将食物切小切碎,或延长烹调时间。

（2）肉类食物可切成肉丝或肉片后烹饪,也可剁碎成肉糜制作成肉丸食用;鱼虾类可做成鱼片、鱼丸、鱼羹、虾仁等。

（3）坚果、粗杂粮等坚硬食物可碾碎成粉末或细小颗粒食用。

（4）多选嫩叶蔬菜,质地较硬的水果或蔬菜可粉碎榨汁食用;蔬菜可制成馅、碎菜,与其他食物一同制成可口的饭菜（如菜粥、饺子、包子、蛋羹等）,混合食用。

（5）多采用炖、煮、蒸、烩、焖、烧等方法进行烹调,少采用煎炸、熏烤等方法制作食物。高龄和咀嚼能力严重下降的老年人,饭菜应煮软烧烂,如制成软饭、稠粥、细软的面食等;对于有咀嚼吞咽障碍的老年人可选择软食、半流质或糊状食物,液体食物应适当增稠。

（三）细嚼慢咽

老年人吃饭时细嚼慢咽,有很多好处:

（1）通过牙齿细嚼,可以将食物嚼细磨碎,使食物有更大的面积与唾液充分接触,促进食物更好消化,减轻胃肠负担,更好吸收。

（2）充分细嚼,可以促进唾液分泌,充分发挥唾液内溶菌酶的杀菌作用。

（3）防止因咀嚼吞咽过快,使食物误入气管,造成呛咳导致吸入性肺炎甚至窒息。

（4）老年人味觉敏感性显著下降,细嚼慢咽可以帮助老年人味觉器官充分发挥作用,提高味觉感受。

（5）细嚼慢咽还可以使咀嚼肌肉得到更多锻炼,并有助于刺激胃肠道消化液的分泌。

（四）合理调整膳食结构

1. 摄入优质蛋白质

（1）进食肉类。

鱼、虾、禽肉、猪牛羊肉等动物性食物都含有消化吸收率高的优质蛋白以及多种微量营养素,对维持老年人肌肉合成十分重要。

（2）进食奶制品。

研究表明,牛奶中的乳清蛋白对促进肌肉合成,预防肌肉减少很有益处。同时牛奶中钙的吸收利用率很高,建议老年人多喝低脂奶及其制品,乳糖不耐受的老年人可以考虑饮用低乳糖奶或食用酸奶。

（3）进食大豆及豆制品。

老年人每天应该进食1次大豆及豆制品,增加蛋白质摄入量。

2. 保证维生素及微量元素的摄入

老年人更易出现矿物质和某些维生素的缺乏以及贫血、体重过低等问题,常见的营养缺乏有钙、维生素 D、维生素 A 的缺乏。

（1）从食物中获取维生素及微量元素。

包括维生素 C、维生素 E、β-胡萝卜素、锌、硒、镁、铁、铜等(表 2.4)。

表 2.4　常见营养素含量较高的食物种类

营养素	食　物
维生素 C	枣子、猕猴桃、山楂、柑橘、青椒、黄瓜、菜花、小白菜、西蓝花、梨子、橘子、柚子、草莓
维生素 E	棉籽油、玉米油、花生油、芝麻油、莴笋叶、柑橘皮、绿叶蔬菜、蛋黄、坚果、肉类、乳制品
β-胡萝卜素	胡萝卜、菠菜、生菜、马铃薯、番薯、西蓝花、哈密瓜、冬瓜
锌	瘦肉、肝、蛋、奶制品、莲子、花生、芝麻、胡桃、紫菜、海带、虾类、海鱼
硒	鱼、虾、乳类、动物肝脏、肉类、坚果类
镁	紫菜、小米、玉米、黄豆、黑豆、蚕豆、辣椒、蘑菇、杨桃、桂圆、核桃仁、虾米、花生、芝麻、海产品
铁	动物肝脏或肾脏、瘦肉、蛋黄、鸡、鱼、虾、豆类、菠菜、芹菜、杏、桃、李子、核桃、海带、芝麻酱
铜	动物肝、肾、心、牡蛎、鱼、瘦肉、豆类、芝麻、大白菜、萝卜苗、虾、海蜇、蛋黄、葡萄干

（2）预防贫血。

① 水果和绿叶蔬菜可提供丰富的维生素 C 和叶酸,能够促进铁吸收和红细胞合成,老年人也应该增加这些植物性食物的摄入。

② 浓茶、咖啡会干扰对食物中铁的吸收,因此,在饭前、饭后 1 h 内不宜饮用。

③ 铁摄入不足是造成贫血的一个重要原因。增加铁摄入是预防缺铁性贫血

的基本手段。可选用畜肉类、猪肝、红菇等天然食物,或者铁强化食品和营养素补充剂。

④维生素 C 和 B 族维生素可有效促进铁的吸收利用,可适当补充。

(3) 合理利用营养强化食品。

合理利用营养强化食品或营养素补充剂来弥补膳食摄入的不足是营养改善的重要措施。选择强化食品时应看标签,如选择含强化维生素和矿物质的奶粉、强化钙的麦片等食品时。营养素补充剂包括单一或多种维生素和矿物质,老年人可根据自己身体需要和膳食状况,在营养师的指导下,选择适合自己的强化食品或营养素补充。

3. 合理选择高钙食物,预防骨质疏松

钙摄入不足与骨质疏松的发生和发展有密切的关系。我国老年人膳食钙的摄入量不到推荐量的一半,因此更应特别注意摄入含钙高的食物。奶类不仅钙含量高,而且钙与磷比例比较合适,还含有维生素 D、乳糖氨基酸等促进钙吸收的因子,钙的吸收利用率高,是膳食优质钙的主要来源。青少年要摄入足量的奶类来源的钙,在骨骼成熟之前,尽可能提高骨密度峰值,以对抗随着年龄的增长而导致的骨量下降和骨质疏松。要保证老年人每天能摄入 300 g 鲜牛奶或相当量的奶制品。摄入奶类可采用多种组合方式,如每天喝鲜牛奶 150～200 g 和酸奶 150 g,或者全脂牛奶粉 25～30 g 和酸奶 150 g,也可以鲜牛奶 150～200 g 和奶酪 20～30 g。

除了奶类外,还可选用豆制品(豆腐、豆腐干等)、海产类(海带、虾、螺、贝)、高钙低草酸蔬菜(芹菜、油菜、紫皮洋葱、苜蓿等)、黑木耳、芝麻等天然含钙高的食物来补钙。

二、主动足量饮水,积极户外活动

(一) 主动足量饮水

饮水不足可对老年人的健康造成明显影响,而老年人对缺水的耐受性下降,因此要主动足量饮水,养成定时和主动饮水的习惯。正确的饮水方法是少量多次、主动饮水,每次 50～100 mL,如在清晨一杯温开水,睡前 1～2 h 喝一杯水,运动前后也需要喝点水,不应在感到口渴时才饮水。老年人每天的饮水量应不低于 1200 mL,以 1500～1700 mL 为宜。饮水首选温热的白开水,根据个人情况,也可选择饮用矿泉水、淡茶水。

（二）积极户外活动

适量的户外活动能够让老年人更好地接受紫外光照射,有利于体内维生素 D 的合成,延缓骨质疏松和肌肉衰减的发展。老年人的运动量应根据自己的体能和健康状况即时调整,量力而行,循序渐进。在活动时,应当注意:

1. 安全第一

要重视自身体力和协调功能下降的生理变化,避免参与剧烈和危险项目,防止运动疲劳和运动损伤,尤其要注意关节损伤。体重较大的老年人和关节不好的老年人,应避免爬山、登楼梯、骑自行车爬坡等。

2. 多种运动

选择多种运动项目,重点选择能活动全身的项目,使全身各关节、肌肉群和多个部位得到锻炼。

3. 舒缓自然

运动前或后要做准备或舒缓运动,顺应自己的身体状况,动作应简单、缓慢,不宜做负重憋气、用力过猛、旋转晃动剧烈的运动。

4. 适度运动

要根据自身状况选择适当的运动时间、频率和强度。一般认为每天户外锻炼 1~2 次,每次 30~60 min,以轻微出汗为宜;或每天至少 6000 步。注意每次运动要量力而行,强度不要过大,运动持续时间不要过长,可以分多次运动。

5. 预防跌倒

老年人要特别注意防跌倒,跌倒很容易引起身体的严重损伤,如骨折、脑出血等。应注意灯光、台阶等外在环境因素。另外,老年人肌肉弱化,感觉神经元退化,平衡能力差,视力障碍,认知能力下降等也是容易发生跌倒的原因。

三、延缓肌肉衰减,维持适宜体重

（一）延缓肌肉衰减

肌肉是身体的重要组成部分,延缓肌肉衰减对维持老年人自理能力、活动能力和健康状况极为重要。延缓肌肉衰减的有效方法是吃动结合,即一方面要增加摄入富含优质蛋白质的食物,另一面要进行有氧运动和适当的抗阻运动。

(1) 常吃富含优质蛋白的动物性食物,尤其是红肉、鱼类、乳类及大豆制品。

(2) 多吃富含 n-3 多不饱和脂肪酸的海产品,如海鱼和海藻等。

(3) 注意蔬菜、水果等含抗氧化营养素的食物的摄取。

（4）增加户外活动时间、多晒太阳，适当增加摄入维生素 D 含量较高的食物，如动物肝脏、蛋黄等。

（5）适当增加日常身体活动量，减少静坐或卧床。如条件许可，还可以进行拉弹力绳、举沙袋、举哑铃等抗阻运动 20～30 min，每周 3 次以上。进行活动时应注意量力而行，动作舒缓，避免碰伤、跌倒等事件发生。

（二）维持适宜体重

老年人要胖瘦适宜，体重过高或过低都会影响健康，所以不应过度苛求减重，"千金难买老来瘦"的传统观点必须纠正。对于成人来说，BMI≤18.5 kg/m² 是营养不良的判别标准。随着年龄增加，老年人骨质疏松发生率增加，脊柱弯曲变形，身高较年轻时缩短，而体内脂肪组织增加，使得 BMI 相应升高。国外研究资料表明，BMI 低的老年人死亡率和营养不良风险升高，生活质量下降。因此 65 岁以上老年人对体重的要求应给予个体化评价和指导。

有许多研究表明，老年人体重过低，会增加营养不良和死亡的风险。因此，原则上建议老年人 BMI 最好不低于 20.0 kg/m²，最高不超过 26.9 kg/m²；另外，还要结合体脂和本人健康情况来综合判断。无论如何，体重过低或过高都对老年人健康不利。鼓励通过营养师的个性化营养状况评价和指导，判断体重是过低还是过高，并制定营养干预措施。

老年人应时常监测体重变化，使体重保持在一个适宜的稳定水平。如果没有主动采取减重措施，与自身一段时间内的正常体重相比，体重在 30 天内降低 5% 以上，或 6 个月内降低 10% 以上，则应引起高度注意，需到医院进行必要的检查。

一些高龄老人由于牙齿和消化吸收问题，容易出现体重降低和消瘦的情况；对于体重过低、消瘦虚弱的老年人，可在积极治疗相关疾病的同时，试用以下方法来增加体重：

（1）除一日三餐外，可适当增加 2～3 次间餐（或零食）来增加食物摄入量。

（2）零食可选择能量和优质蛋白质较高并且喜欢吃的食物，如蛋糕、奶酪、酸奶、坚果等。

（3）适量参加运动，促进食物的消化吸收。

（4）加强社会交往，调节心情，增进食欲。

（5）保证充足的睡眠。

合理安排好饮食和活动，保持适宜体重。体重过高，容易增加发生冠心病、糖尿病、高血压等疾病的风险。体重明显过高的老年人，应适当增加身体活动量和适当控制能量摄入。渐进地使体重回归到适宜范围内，值得注意的是，老年人切忌在短时间内使体重出现大幅度变化。

四、摄入充足食物,鼓励陪伴进餐

(一)摄入充足食物

老年人每天应至少摄入 12 种食物。采用多种方法增加食欲和进食量,吃好三餐。早餐应有 2 种以上主食、1 个鸡蛋、1 杯奶,另有蔬菜或水果。中餐和晚餐宜有 2 种以上主食、1~2 种荤菜、1~2 种蔬菜、1 种豆制品。饭菜应色香味美、温度适宜。65 岁以上老年人每日食物推荐摄入量见表 2.5。

表 2.5　老年人每日食物推荐摄入量

食物类别	推荐摄入量(g)	食物类别	推荐摄入量(g)
谷类	200~250	坚果(每周)	50~70
全谷杂豆	50~150	畜禽肉	40~50
薯类	50~75	蛋类	40~50
蔬菜	300~450	水产品	40~50
水果	200~300	油	25~30
乳类	300	盐	<6
大豆(每周)	105		

(二)积极交往,愉悦生活

良好的沟通与交往是促进老年人心理健康、增进食欲、改善营养状况的良方。

(1) 老年人应摒弃闭门不出的生活习惯,尽量多外出、多交际,积极主动与人交流,多参与群体活动,如参加健身操或健身舞、搭伴旅游、对弈、与朋友聚餐等,如有条件,可参加一些社会公益活动,如咨询、讲课等。

(2) 老年人应该以家为乐,适当参与食物的准备与烹饪,通过变换烹饪方法和食物的花色品种,烹制自己喜爱的食物,提升进食的乐趣,享受家庭喜悦和亲情快乐。

(3) 对于孤寡、独居老年人,建议多结交朋友,或者去集体用餐地点(社区老年食堂或助餐点、托老所),增进交流,促进食欲。

(4) 对于生活自理有困难的老年人,家人应多陪伴,采用辅助用餐、送餐上门等方法,保障其食物摄入和营养状况。社会和家人也应对老年人更加关心照顾,多陪伴交流,注意老人的饮食和体重变化,预防和及时发现疾病的发生和发展。

第三章　老年人便秘照护

排便反应是在外周神经兴奋作用下,发放冲动传递到大脑皮层,引起初级排便中枢调节和控制结肠、直肠和肛门括约肌及盆底肌等的协调运动而完成的一个完整的过程,该过程中的任一阶段障碍都可导致便秘。调查发现,全球普通人群便秘总体患病率为 0.7%~79.0%,大洋洲为 4.4%~30.7%,亚洲为 11.4%~32.9%,我国便秘患病率为 6%,在长期卧床的老年人中甚至高达 80%,且随着人们饮食结构和生活方式的改变,便秘的患病率呈逐年上升趋势。

目前大多数老年人无防治便秘的意识,治疗方面存在频繁使用甚至依赖开塞露、灌肠、刺激性泻药等辅助排便的习惯,这些行为可能会损伤肠神经,使肠道动力下降、肛门直肠感觉减退,加重便秘症状。因此,预防或缓解老年人便秘的症状是社区老年照护极为重要的任务。

第一节　老年人便秘的危险因素

便秘是指排便次数减少,粪便干硬,排便困难,用力排便后仍有残便感。排便次数减少指在不使用缓泻剂的情况下,每周排便少于 3 次。排便困难包括排便费力、排便时间较长,可长达半小时以上及需用手协助。导致老年人便秘的危险因素包括生理因素、心理因素、药物和疾病因素、不良的生活方式等。

一、生理因素

(一)消化酶分泌减少

老年群体身体机能逐渐下降,唾液腺、胃肠和胰腺等分泌消化酶减少,对食物的消化吸收能力减弱,促使胃肠道中食物消化时间相应延长或难以消化。

(二)排便动力不足

年老体弱时腹部和骨盆肌肉乏力,使腹压降低从而使得排便动力不足。

(三)肠道反射能力降低

老年人肠道的张力和蠕动减弱,肛门括约肌收缩力减弱,使肠道反射能力总体降低,食物在肠内停留过久,水分过度吸收从而引起便秘。

二、心理因素

排便是在大脑控制下进行的一种神经反射活动。老年人由于体弱多病、离退休、丧偶、空巢家庭等原因容易产生精神紧张、焦虑不安的情绪。不良情绪对老年人便秘的影响主要表现为以下三个方面:

(一)引起胃肠功能紊乱

老年人的不良情绪会通过神经系统从而影响胃肠道的运动进而引发胃肠功能紊乱。

(二)抑制排便行为

在焦虑、悲观的情绪状态下老年人会抑制自己的排便行为,导致排便意识也被抑制甚至消失。

(三)相互影响

长期受便秘困扰的老年人常常感到头晕脑涨,脾气急躁,甚至寝食难安,特别是有心脑血管疾病的病人,在过分用力排便的过程中极易诱发心律失常、心绞痛、心源性休克、心力衰竭,甚至发生猝死。故便秘也给老年人带来了极大的心理负担,极易产生恶性循环。

三、药物和疾病因素

(一)肠道疾病

肠道占位、炎症等引起的肠腔狭窄或梗阻;肛裂、痔疮等直肠肛门病变易产生排便疼痛,从而引起便秘。

（二）全身性疾病

肠神经系统疾病如先天性巨结肠,中枢神经系统疾病如脊柱损伤、马尾肿瘤、腰椎间盘疾病、脊柱结核、帕金森病、脑卒中,内分泌和代谢疾病如糖尿病、甲状腺功能减低、高钙血症、低钾血症、嗜铬细胞瘤等都与便秘的发生密切相关。

（三）药物作用

长期过量使用缓泻剂来缓解症状,会使老人对药物产生依赖,停用药物以后症状反复,形成恶性循环,导致症状比以前更加严重。这种恶性循环同时也会对结肠内的神经细胞造成损伤。

其他药物如抗胆碱能药物、阿片类、抗抑郁药物、利尿剂、神经节阻滞剂、镇痛药、某些抗惊厥类药物等,使用后可能引起肠蠕动变弱,进而诱发功能性便秘。

四、不良的生活方式

（一）不良的饮食习惯

1. 膳食纤维摄入不足

老年人牙齿松动或脱落,喜食低渣精细的食物,由于纤维缺乏令粪便体积减小,黏滞度增加,在肠内运动缓慢,水分过量被吸收而导致便秘。

2. 不良的饮食行为

饮酒、喜食辛辣刺激性食物、饮水过少、偏食等不良的饮食行为与便秘的发生有关。

（二）缺乏运动

有研究表明,便秘老人中运动锻炼者较非运动锻炼者症状明显改善。适当的运动如太极拳、慢跑、转腰踢腿、下蹲起立等可以增强全身肌肉特别是腹肌的张力,促进胃肠道蠕动,也有助于提高排便辅助肌的收缩力,恢复正常的排便机制。

老年人由于年老体弱、活动耐力降低、某些疾病和肥胖因素,致使活动减少,尤其是因病卧床乘坐轮椅的老年人,由于长期缺乏运动更易产生便秘。

（三）缺乏良好的排便习惯

个体排便习惯的改变是诱发便秘的最根本原因。老年人生活起居无规律,没有养成定时的排便习惯,常常忽视正常的便意,致使排便反射受到抑制而引起便秘。还有许多老年人有在排便时看报、读书、听广播等习惯,这样往往分散注意力,影响排便,并且易形成痔疮,使便秘更加严重。

五、其他因素

便秘的发生除与以上因素有关外,还与遗传、性别等不可控因素有关。某些患儿出生即有便秘情况,其家族亦有便秘史。研究显示便秘老人的一级亲属中患慢性功能性便秘者占29.8%,几乎1/3的老人有功能性便秘家庭聚集倾向,说明家族性便秘史与便秘密切相关。多数流行病学调查显示,慢性便秘和性别有一定联系,女性是高危人群。国内的调查还显示慢性便秘的发生有明显的地域性,我国北方地区便秘患病率高于南方地区。

第二节　老年人便秘的表现

一、临床类型与分类

(一)临床类型

按照大便的性状和硬度,根据布里斯托大便分类法(Bristol Stool Scale)可将大便分为7类,如图3.1所示。

第1级:一颗颗硬球(很难通过);

第2级:香肠状,但表面凹凸;

第3级:香肠状,但表面有裂痕;

第4级:像香肠或蛇一样,且表面很光滑;

第5级:断边光滑的柔软块状(容易通过);

第6级:粗边蓬松块,糊状大便;

第7级:水状,无固体块(完全液体)。

其中,第1级和第2级表示有便秘;第3级和第4级是理想的便形,尤其第4级是最容易排便的形状;第5至第7级则代表可能有腹泻。

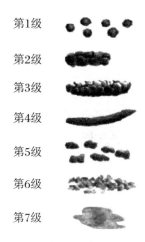

第1级

第2级

第3级

第4级

第5级

第6级

第7级

图3.1　布里斯托大便分类法

（二）便秘的分类

1. 按病程分类

按病程,便秘可分为急性便秘和慢性便秘。便秘症状出现至少 6 个月为慢性便秘(Chronic Constipation,CC)。

2. 按有无器质性病变分类

按有无器质性病变,便秘可分为器质性便秘和功能性便秘。

（1）器质性便秘。

器质性便秘即器质性疾病如结直肠肿瘤、肠梗阻、痔疮、糖尿病、甲状腺功能减低等导致的便秘。

（2）功能性便秘(Functional Constipation,FC)。

功能性便秘又分为慢传输型便秘、出口梗阻型便秘和混合型便秘。

① 慢传输型便秘(Slow Transit Constipation,STC):是常见的顽固性慢性便秘,占便秘发病率的 45.5%,该类型主要是由于结肠动力不足,传输运动无力导致粪便停滞于结肠,临床症状常表现为缺乏便意、排便次数减少、排便时粪便质地干硬以及可伴有不同程度的腹胀感。

② 出口梗阻型便秘(Outlet Obstructive Constipation,OOC):此型占25%～36%,有该类型便秘的老人结肠传输功能正常,主要是由于直肠肛门对排便反射的感觉异常或盆底组织功能紊乱导致,临床表现以排便时间长且排便费力、常伴有排便未尽或下坠感等。

③ 混合型便秘(Mix Constipation,MIX):混合型便秘同时具备慢性传输型便

秘和出口梗阻型便秘的特点。

二、辅助检查

便秘的辅助检查方法较多,除传统的检查方法(如结肠传输试验、排粪造影)外,近年来出现了直肠功能学检查如高分辨 3D 肛门直肠测压,以及形态学检查,如盆底超声、动态磁共振等先进检测手段。

三、症状

便秘是一种临床症状较为复杂的疾病,表现为大便次数减少、大便干结和(或)粪便排出困难。因病程和程度不同,其临床表现也多样,主要有:

(1) 排便次数减少,1 周排便次数低于 3 次。

(2) 排出的大便干硬,如羊屎状。

(3) 排便费力、排出困难、排便时间较长,需借助外力或手助排。

(4) 有的老年人便秘伴有腹胀、腹痛、肛门坠胀不适、头晕、恶心、乏力、食欲缺乏、情绪焦躁等自体中毒症状。

(5) 排便时肛门有时出血、疼痛,直肠有坠胀感,便后有排便不尽感。

(6) 触诊下腹部可扪及粪块或痉挛的肠壁,直肠指检可以排除直肠和肛门的疾病。

(7) 严重便秘的老年人还会发生粪便嵌顿、痔疮、肛裂甚至诱发心脑血管意外。

四、并发症

长期便秘会增加急性心肌梗死或者脑血管意外的风险。由于长期便秘,肠道内的有害物质可以损害大脑功能,严重的甚至会诱发老年痴呆症。此外,长期便秘会引起食欲缺乏、头晕、失眠等。另外,研究还发现便秘和多种疾病的发生有着一定的关系,比如结肠癌、肝性脑病、乳腺疾病等。

第三节 老年人便秘的处理

一、治疗

（一）腹部按摩

让老年人清晨和晚间排尿后取平卧位，用双手食指、中指和无名指相叠，沿结肠解剖位置进行环形按摩，自右下腹到右上腹，横行至左上腹，再向左下腹，沿耻骨上缘到右下腹做腹部按摩，可稍用力，以不感到腹痛或不适为宜。每次 100 圈，时间不少于 5 min，早晚各一次。

（二）人工取便

老年便秘者易发生粪便嵌顿，当形成结石而无法自行排出时，就需要人工取便。征得老年人同意后，嘱其取左侧卧位，戴手套，用涂上皂液的食指伸入肛门，慢慢将粪块掏出，用温水清洗肛门，避免感染。掏便时动作轻柔，注意保护肛周及肛门皮肤，观察老人的反应，如有面色苍白、出汗等表现要立即停止。

（三）灌肠通便治疗

粪便嵌顿可使用生理盐水灌肠，采用边灌边更换卧位法，一般肛管插入长度约 10 cm，液体量 500 mL，同时应嘱老人先采取左侧卧位，灌入 100 mL 后嘱更换右侧卧位，嘱其 10 min 后再排便。如操作途中老人感到痛苦，面色苍白，应稍休息后再进行或者使用 5% 的利多卡因油膏，以避免肛门括约肌疼痛而难以继续进行操作。

（四）生物反馈治疗

1. 生物反馈治疗的定义

生物反馈治疗是通过心理学上的自我暗示或者自我催眠，进行内脏功能治疗的方法。该方法可用于直肠肛门、盆底肌功能紊乱的便秘老人，其长期疗效较好。

生物反馈治疗便秘是通过测压和肌电图设备（如家庭便携式生物反馈治疗仪治疗），借助声音和图像反馈刺激大脑，使老人直观地感知其排便时盆底肌的功能状态，从而训练老人学会在排便时如何放松盆底肌，同时增加腹内压，以达到排便的目的。

目前治疗便秘的生物反馈疗法多用于出口梗阻型便秘老人的治疗。

2. 生物反馈治疗的方法

治疗前行肛门指检,了解肛门外括约肌在排便时的收缩、舒张状况,并向老人讲解肛管直肠的解剖学构造,科普正常的排便生理和此治疗的方法、过程及目的。

老人排空粪便后取侧卧位面向屏幕,将纵形电极充分润滑后缓慢插入老人肛管和直肠,粘贴式三导腹前斜肌体表电极按要求连接体表。首先让老人做排便的动作,通过动画的形式,认识、明确自己肛门直肠和腹肌之间存在的矛盾运动。再指导老人根据要领做排便动作,使其观察排便时肛直肠信息调整错误的排便动作,并掌握增加腹内压、收缩和放松肛门的动作要领。

每次训练持续 15~30 min,每日 1 次,共 4 周。在进行生物反馈治疗期间和治疗后均要求老人在家中巩固已经学会的动作,加强练习,每天 3 次,每次 20~30 min。

(五)结肠水疗法

结肠水疗是通过结肠水疗仪清洗整个结肠,同时可予肠壁刺激以增强肠壁的蠕动和分泌功能,激活排便神经生理反射,引导老人逐步建立排便规律。其既可以向肠内注射温水,软化大便,促进肠蠕动,又可以将特定的药物直接注入肠内起治疗的作用。该疗法对慢传输型便秘和出口梗阻型便秘均有较好的疗效。

(六)中医治疗

1. 针灸疗法

针灸疗法是在经络腧穴理论指导下,通过针刺或艾灸刺激体表经络腧穴,以疏经通络,调节人体脏腑气血功能,从而治疗疾病的方法。对于长期便秘老人,适合进行针灸治疗,局部取穴是针灸治疗的主要方式,为保证针灸疗效,医生必须准确识别老人穴位,在此基础上对老人施针。大肠经是针灸的主要部位,其中天枢穴、下合穴是比较重要的穴位,对穴位进行按压或者扎针能刺激大肠经蠕动,达到调理脾胃的功效。

2. 推拿按摩

推拿按摩是指在中医理论指导下,通过在人体体表一定的部位或穴位施以各种手法,或配合某些特定的肢体活动,以防治疾病的方法。人体的全身穴位都可作为按摩对象,以腹部按摩为主,足部、穴位按摩为辅,让身体对外界感知更加敏感,进而使排便反射增强。

3. 汤药疗法

汤药疗法采用功效比较温和的中药,熬制成益气润肠汤药,老人服用的汤药对胃部刺激较小,肠黏膜能够直接将药物吸收,直达病根进行治疗。

4. 中成药疗法

目前治疗便秘的常见中成药有麻仁丸、麻仁软胶囊、麻仁润肠丸、通便宁片、枳实导滞丸、清肠通便胶囊、四磨汤口服液、厚朴排气合剂、芪蓉润肠口服液、滋阴润肠口服液、苁蓉通便口服液、便通胶囊等。

5. 穴位疗法

穴位疗法包括穴位埋线、穴位贴敷疗法、穴位注射疗法、耳穴压丸法等。许多研究表明这些穴位疗法对于便秘症状的预防和改善都有重要意义。

（1）穴位埋线

穴位埋线实则与针刺疗法同源,是以异质蛋白如羊肠线持续刺激穴位,引发经络的调节作用从而改变人体内分泌及体内的神经体液平衡。

（2）穴位贴敷疗法

穴位贴敷疗法是以中医整体观念和经络学说为理论依据,将研成细末的药物,用酒剂或植物油剂调匀,然后贴敷在人体特定的穴位,刺激局部经络腧穴,激发人体经气,用以防治疾病的一种外治方法。

（3）穴位注射疗法

穴位注射疗法是按照腧穴的主治功能和药物的药理作用,以小剂量中药或西药注入相应的穴位,将针刺效应、穴位功能和药物作用结合以治疗疾病的一种方法。

（4）耳穴压丸法

耳穴压丸法是将颗粒状药籽（如王不留行籽）贴敷在相应的耳穴表面,持续刺激耳郭穴位以防治疾病。

二、护理

（一）饮食护理

1. 多饮水

如无限制饮水的疾病,则应保证老年人每日饮水 2000～2500 mL,清晨空腹饮一杯温开水。对血脂不高、无糖尿病的病人,上午和傍晚喝一杯温热的蜂蜜水,既可以润滑肠道内容物,也可以刺激肠道蠕动,促进顺利排便。切不可等到口渴的时候再喝水,要主动及时饮水。

2. 饮食合理搭配

老年人饮食应荤素、粗细搭配合理，改变自身挑食的坏习惯。除每天饭点按时吃饭外，要搭配水果食用，让副食和主食搭配得当，身体才能正常摄入所需水分和营养素。

(1) 膳食纤维。

膳食纤维包括水溶性膳食纤维和非水溶性膳食纤维。其中水溶性膳食纤维像海绵一样可以吸水膨胀，使粪便保持一定的水分与体积，润滑粪便。而非水溶性膳食纤维可以像扫帚一样，促进胃肠蠕动，利于粪便的推进和排出。这些不能被人体消化吸收的膳食纤维也是肠道有益菌的"美食"，有益菌的生长繁殖则可以抑制有害菌的繁殖，有利于维持肠道微生态平衡，促进肠道健康，因此便秘老人应多摄入富含纤维素的蔬菜和水果，如芹菜、韭菜、香葱、海带、南瓜、苹果、香蕉等。

(2) 脂类(以植物油为主)。

严格控制油脂导致进食脂肪太少，会让肠道缺少脂肪的润滑而出现排便困难，老年人应适量食用脂类(以植物油为主)，花生油、豆油、菜籽油等植物油不但能直接润肠，还能分解产生脂肪酸刺激胃肠蠕动。

(3) 易产气食物。

易产气食物有利于肠道蠕动，促进排便，因此推荐吃一些产气的食物，如豆类、薯类、洋葱、萝卜、蒜苗、豆芽等。

(4) 润肠通便食物。

蜂蜜、芝麻、核桃、酸牛奶等具有润肠通便的作用，也可以适量食用。

(5) 养生茶叶。

花草茶是养生首选，金银花、荷叶等不仅有良好的祛火功效，还能带走沉积在人体中的毒素，通便的同时兼具美容养颜功效。

(6) 水果。

采用正确的水果食用方法；购买水果时尽量购买当下季节生产水果，因为反季水果极有可能是催熟的，催熟水果极易诱发便秘，因此要注意水果的选择。

3. 治疗便秘的食谱

(1) 米汤蜜蛋花。

取热米汤一碗、蜂蜜 20 mL、鸡蛋 1 个。先将鸡蛋打入碗中，加入蜂蜜后将鸡蛋搅匀成蛋浆，然后冲入热米汤，再将碗盖上盖 15 min 即成，每日清晨煮早饭时冲服一次。

(2) 红薯粥。

取红薯 150 g，白米适量。将红薯洗净去皮，切成小块后，与白米加水共同煮成粥。每日 2 次,在早餐或晚餐食用。

(3)决明子粥。

取决明子 10 g,炒香,水煎取汁,加粳米 80 g 煮粥食用。有润肠通便、清肝明目、降脂降压等功效,对患有高血压、高血脂的中老年便秘者最适用。

(4)菠菜、粳米粥。

菠菜、粳米各 200 g,先将菠菜入沸水中过一遍,用其水煮粳米为粥,后加菠菜煮沸,加蜂蜜调匀,分餐食用。菠菜能滋阴补血,润肠通便。

4．健康的饮食饮食习惯

养成良好的饮食习惯,如按时就餐、少吃多餐、戒烟戒酒、少饮浓茶或含咖啡因的饮料,忌食生冷、辛辣及煎炸等刺激性食物等。

(二)用药护理

对于部分便秘较为严重、便秘时间短的老年人在排便困难时可使用药物辅助排便。但是在使用药物时要以下注意几点:

1．避免刺激性泻药

为保护老年人肠道,应避免使用刺激性药物,如大黄、番泻叶、果导等。随着年龄增长,老年人对一些内脏的感觉有减退的趋势,常常未能察觉每天结肠发出的蠕动信号,而错过了排便的时机,所以会选择药物用于通便。若长期使用刺激性药物,则可造成肠道微生物生态的紊乱,甚至可诱发其他疾病,如心、肾功能不全等。从而导致恶性循环,所以应减少或逐渐停用刺激性的泻药。

2．避免解痉、镇静药

解痉、镇静药如阿托品、氯丙嗪等可作用于人的中枢神经系统或肠神经系统,或直接作用于肠道平滑肌,使肠蠕动减弱,结肠运输能力减慢,而引起便秘。因此,便秘老人应该避免使用此类药物。

3．使用润滑性泻药

润滑性泻药如液状石腊、甘油栓、开塞露、麻仁凡等作用温和,不会引起剧泻,适合老年人使用。

4．使用促动力药

促动力药如莫沙必利、依托必利等能刺激肠道动力,增加人体乙酰胆碱的产生量,从而使肠胃消化速度加快,消除便秘症状。

5．警惕用药依赖性

不可长期服用泻药,否则会造成依赖性。一旦停药,排便会更加困难,且长期使用泻药还会造成蛋白质、铁和维生素损失,从而导致营养缺乏症。

（三）良好的排便环境及体位

老年人在排便时，应选择清洁而温暖的便器。注意给老年人提供私人空间，老年人在病情许可的情况下，尽可能使其独立排便，照顾者不应一直在旁守候，更不要催促，以免老年人因精神紧张而影响排便或不愿麻烦照顾者而憋便。

对于不习惯在床上排便的老年人，在病情许可的情况下，协助其采取坐位或蹲位，利用重力作用增加腹压促使排便，旁边放置椅子，厕所装扶手，以便支撑。

（四）心理护理

多项研究结果表明，精神心理因素在便秘的发病过程中发挥了一定的作用。随着生活节奏加快，生活压力加大，人们越来越容易焦虑，在各种负面心理因素的影响下，原有的病情被进一步加重，给生产、生活带来不便。老年便秘者心理护理包括以下三个方面：

1. 认知行为疗法

向老年人耐心讲解便秘出现的原因和有关知识，取得其主动配合，对于配合取得效果的老人给予肯定，有助于其增强自信心。

2. 培养兴趣爱好，转移注意力

依据老人的平日爱好，通过讲趣闻、看电视以及听音乐等方式缓解其不良情绪，释放其内心压力。

3. 抗焦虑、抑郁治疗

必要时给予抗抑郁、抗焦虑治疗，并请心理专科医师协助诊治。

第四节　老年人便秘的预防

一、适当运动

（一）老年人运动原则

1. 饮食、运动搭配

迈开腿，管住嘴。若想获得健康身体，健康、适量饮食是非常有必要的，在此基础上搭配运动效果更佳。

2. 轻、中度体力运动

鼓励老年人每天参加体力劳动或体育锻炼,以增强腹肌、膈肌、肛提肌等的肌力。但老年人每天活动时间应保持在 1～2 h 内,以不疲劳为度,运动方式以散步、打门球、打太极拳、做保健操等轻、中度有氧运动为主。

3. 注意运动安全

如果老年便秘者高龄、肺功能较差,则应由家人在一旁陪伴、指导,防止老人运动不当发生意外。

(二) 老年人运动常见方式

1. 医疗体操训练

医疗体操训练有助于增强腹肌和骨盆肌力量。具体方法如下:保持站位原地高抬腿、深蹲起立、旋转踢腿、腹背运动等;保持仰卧位躺平,同时抬起双腿,高度约 40°,保持 30 s 放下,重复做 10 组;空中脚踏车运动,时间 3 min;举双腿由内向外划圈。

2. 饭后有氧运动

老人饭后可做有氧运动,例如散步、快走、慢跑、太极拳等,1 周 4 次,1 次 30 min,有助于刺激肠道蠕动。

3. 腹式呼吸

每天平卧时,进行腹式呼吸运动,用鼻部深吸气,使放置在腹部的手能清晰感受到腹壁鼓起,后指导其缓慢呼气,同时能感受到腹壁回缩。吸气时鼓腹并放松肛门、会阴;呼气时收腹并缩紧肛门、会阴,气呼尽略加停顿再呼吸,如此反复 6～8 次,增加膈肌活动幅度,可有效促进肠道蠕动。

4. 脚底按摩

每晚睡前用热水(39～42 ℃)足浴,联合足底按摩泡足 30 min,指导家属用拇指指腹按摩足底中下部即结肠反射区,刺激肠蠕动。

二、培养良好的排便习惯

帮助老年人确定一个合适的排便时间,养成定时排便的习惯,即无论有无便意,或能不能排出,每天均应定时排便,按时蹲厕 3～5 min,只要长期坚持,就会形成定时排便的条件反射。最佳时间是早餐后,因餐后可引起胃-结肠反射而出现结肠的蠕动。鼓励老年人有便意时一定要排便,以免因延迟排便导致排便意识消失。告知老人排便时注意力要集中,不能读书、看报、玩手机,注意排便技巧,如身体倾斜,心情放松,先深呼吸,后闭住声门,向肛门部位用力等。

三、合理饮食

饮食方面营养要均衡,多食高纤维食物,如粗制面粉、糙米、玉米、芹菜、韭菜、菠菜和水果等,以增加膳食纤维,刺激和促进肠蠕动。此外,老年人应多饮水,尤其是每日晨起或饭前饮一杯温开水,可预防便秘。食用一些具有润肠通便作用的食物,如黑芝麻、蜂蜜、香蕉等。

四、保持乐观情绪

调整心理状态,良好的心理状态有助于建立正常的排便反射。精神紧张、焦虑等不良情绪可导致或加重便秘。因此,老年人要经常保持心情愉快,以避免便秘的发生。此外,睡眠差、早醒、失眠多梦的老年人患便秘的较多。保持良好的睡眠不仅可以保障老年人的活力和愉快的心情,还可以提高免疫力,促进老人肠胃的消化,从而预防便秘的发生。

第四章　老年人尿失禁照护

尿失禁是老年人的一个普遍问题,大规模流行病学研究调查显示,尿失禁在不同人群中的发病率为 9.9%～36.1%,其中老年女性的发病率为老年男性的 2 倍。我国老年人尿失禁患病率为 21.7%～42.5%。尿失禁不仅对老年人的生活质量产生极大的影响,也会使他们的健康状况、心理状态和照护需求受到不同程度的影响。因此,关注老年人尿失禁的原因、治疗、护理及预防至关重要。

第一节　老年人尿失禁的危险因素

国际尿控协会(International Continence Society,ICS)将尿失禁(Urinary Incontinence,UI)定义为:构成社会和卫生问题,且客观上能被证实的不自主的尿液流出。老年人 UI 的危险因素复杂,涵盖年龄、意识状态、其他器官病变等,部分 UI 的发病机制尚不明了。

一、年龄

不论男性还是女性,随着年龄增加均会引起逼尿肌收缩强度减弱或无收缩。老年女性绝经后可表现为雌激素水平低下,尿道黏膜发生变化累及膀胱,使前部尿道环状平滑肌质量下降和横纹肌纤维数目减少,引起血管密度和血流降低而产生膀胱刺激症状,出现急迫性尿失禁。当尿道过度活动和内括约肌缺失或肛提肌损伤和肌纤维数减少时,出现压力性尿失禁。

对老年男性尿道研究缺乏相关资料,其急迫性尿失禁可能与前列腺上皮增生引起前列腺梗阻有关,或残余尿增加产生充盈性尿失禁。而老年男性前列腺增生出现膀胱出口梗阻合并急迫性尿失禁的发生率为 45%～75%，储尿期症状合并急迫性尿失禁的发生率国内外尚无报道。

二、意识状态

意识状态或大脑工作能力发生变化与尿失禁有关。研究发现，痴呆与尿失禁之间有某种联系。不过虽然尿失禁在老年痴呆者中经常出现，但是严重的老年痴呆者也不一定患尿失禁，且其尿失禁的分类不同于无痴呆的老年人群。

三、盆底功能紊乱相关因素

女性盆底器官脱垂可压迫尿道或引起尿道过度移位。在正常解剖情况下，腹部外压力可通过尿道耻骨后韧带和盆内筋膜等盆底支撑结构传递，从而防止近端尿道和膀胱颈后壁移动而起到控尿作用。而盆底器官脱垂使正常盆底结构发生改变，对膀胱的储尿（尿频、尿急）和排尿功能（尿线细和膀胱排空不全）有不同程度的影响，可引起急迫性尿失禁、压力性尿失禁和混合型尿失禁。据文献报道，老年女性盆底器官脱垂伴压力性尿失禁高达 60%～64.7%。绝经后女性盆底器官修补后，约 43.6%发生不同程度的压力性尿失禁。男性前列腺癌根治后可能造成盆底功能或括约肌不同程度的损伤而发生尿失禁，可为暂时性或永久性尿失禁，1～2年后可诊断为永久性尿失禁。

四、伴发其他疾病和损伤

伴发其他疾病和损伤（老年性痴呆、摔倒、眩晕、视力和听力下降）是与尿失禁独立相关的且是多种情况并存（表 4.1）。这些疾病和损伤通过多种机制影响控尿。

表 4.1　引起老年尿失禁的相关因素和处理建议

病症名称	尿失禁原因及机制	推荐处理意见
年龄相关伴发病尿失禁		
糖尿病	神经损害性膀胱，出现急迫性或充盈性尿失禁	控制血糖，避免对其他器官损害
关节退行性疾病	活动受限出现急迫性尿失禁	药物治疗疼痛，改善活动，避免憋尿

续表

病症名称	尿失禁原因及机制	推荐处理意见
慢性肺部疾病	长期咳嗽可加重压力性尿失禁	治疗咳嗽可减轻压力性尿失禁和咳嗽导致的急迫性尿失禁
充血性心力衰竭	夜尿增加出现充盈性尿失禁	药物利尿和对症治疗
下肢静脉功能不全	产生夜尿和尿失禁	抬高患肢,午后活动可减轻夜尿和尿失禁
呼吸暂停综合征	由于前促尿钠排泄肽分泌增加夜间尿液排出	使用改善呼吸道装置,减少夜尿和尿失禁
严重便秘和粪便挤压	压迫尿道引起尿失禁	改善便秘和多饮水
神经和心理因素尿失禁		
脑卒中	活动受限,出现急迫性尿失禁,一般无尿潴留	急性脑卒中后尿失禁随身体的康复而恢复,应该评价未来持续尿失禁
帕金森症	出现急迫性尿失禁,后期可有行为和认知损害	合理治疗可改善行为障碍和尿失禁
老年性痴呆	出现急迫性尿失禁,认知和精神运动性损害干扰上厕所	后期行为和认知障碍需要别人帮助上厕所
抑郁症	不愿活动出现尿失禁,出现充盈性尿失禁	药物和非药物处理可改善尿失禁
药物性尿失禁		
行为损害认知损害	神经系统病变不能上厕所,出现充盈性尿失禁	对严重行为和认知障碍患者需常规帮助上厕所
环境因素引导起的尿失禁		
找不到厕所和厕所不安全,顾虑上厕所需要别人帮助	体恤体弱功能损害的人,改善厕所安全,多数情况下对这些人的帮助是为了控制尿失禁	改善环境,同时对这类患者准备尿垫很有益处

第二节　老年人尿失禁的表现

一、临床分型及分类

尿失禁可分为急性尿失禁和慢性尿失禁。急性尿失禁一般是可逆的,常见于急性泌尿系统感染、阴道感染、急性意识障碍、心理异常、粪便嵌顿、膀胱过度充盈、药物不良反应、因活动能力受限无法如厕等,若这些基础疾病或影响因素得到控制,尿失禁的症状就会得以缓解。

慢性尿失禁是由于多种原因导致的膀胱功能障碍,从而出现的持久性尿失禁。慢性尿失禁可分为5种类型:压力性尿失禁、急迫性尿失禁、混合性尿失禁、充盈性尿失禁及功能性尿失禁。

(一)压力性尿失禁

压力性尿失禁指打喷嚏或咳嗽等腹压增高时出现不自主的尿液自尿道外口渗漏。在老年群体中,与压力性尿失禁发生的相关因素有年龄、性别、肥胖、盆腔脏器脱垂、疾病及种族和遗传因素。随着年龄的增长,尿道括约肌发生退行性病变使老年群体患压力性尿失禁的可能性升高。一些老年常见疾病,如慢性肺部疾患、糖尿病、帕金森、老年痴呆症等,也可增加压力性尿失禁的患病率。流行病学调查表明,老年女性罹患压力性尿失禁的概率高于老年男性,其原因是女性在经历怀孕和生育之后盆底肌会有不同程度的松弛,经阴道分娩的女性比剖宫产的女性更易发生尿失禁,行剖宫产的女性比未生育的女性发生尿失禁的概率高。另外,一些盆腔脏器脱垂的老年人,盆底支撑组织的平滑肌纤维变细、排列紊乱、结缔组织纤维化和肌纤维萎缩,可能与压力性尿失禁的发生有关。

(二)急迫性尿失禁

急迫性尿失禁是膀胱过度活动症的表现,或是膀胱肌肉紧张过度和尿道括约肌的合作不当所引起的尿频、尿急等症状。这类尿失禁的特点是先有强烈的尿意,后有尿失禁,或在出现强烈尿意时发生尿失禁。

急迫性尿失禁分为两类:

运动急迫性尿失禁:尿失禁原发于逼尿肌无抑制性收缩,有不稳定膀胱。

感觉急迫性尿失禁:仅有急迫性尿失禁,而无逼尿肌无抑制性收缩,没有不稳定膀胱。

1. 运动急迫性尿失禁

临床上把各种逼尿肌无抑制性收缩统称为不稳定膀胱。虽然并非所有的不稳定膀胱均发生尿失禁,但运动急迫性尿失禁的原因与不稳定膀胱的原因完全相同,故运动急迫性尿失禁是不稳定膀胱的一种特殊的临床表现。

2. 感觉急迫性尿失禁

感觉急迫性尿失禁:各种原因引起的膀胱炎症刺激,感觉过敏,是这类疾病的一个症状。

具有尿急、尿频,伴或不伴急迫性尿失禁、排尿困难、耻骨上区疼痛或压迫感、尿线无力等症状,亦称为尿急-尿频症候群,诊断及治疗与急迫性尿失禁相同。

(三)混合性尿失禁

混合性尿失禁是指除压力性尿失禁外,还有尿急和/或急迫性尿失禁的症状。它是最常见的尿失禁,最常见于女性。由于两种尿失禁的相互影响,使膀胱尿道功能障碍复杂,其治疗也更加困难。

混合型尿失禁存在急迫性尿失禁时,储尿期是否有逼尿肌不稳定尚有争论。因为有些急迫性尿失禁者在储尿期膀胱处于稳定状态,某些无急迫性尿失禁者尿动力检查却显示不稳定膀胱。目前认为,不管尿动力学检查在储尿期表现有无逼尿肌不稳定,临床上出现急迫性尿失禁就会有膀胱的无抑制性收缩。

(四)充盈性尿失禁

充盈性尿失禁是指由于尿道梗阻(尿道狭窄、前列腺增生)和膀胱收缩无力等原因导致慢性尿潴留后,膀胱在极度充盈的情况下,膀胱内压力超过正常尿道括约肌的阻力,尿液从尿道溢出。当尿液增加使膀胱内压超过最大尿道压时,即使有少量尿液也会不自主地溢出。长期升高的膀胱内压可造成上尿路梗阻而损害肾功能。临床常见病因有前列腺增生症、前列腺癌和神经源性膀胱等疾病。

(五)功能性尿失禁

功能性尿失禁是由于老人认知功能障碍或活动能力受限,无法独立如厕而导致的尿失禁,常见于老年痴呆症和药物不良反应等。

二、辅助检查

尿失禁,特别是由神经源性膀胱引起的尿失禁,应作下列检查:

(1) 测定残余尿量,以区别因尿道阻力过高(下尿路梗阻)与阻力过低引起的尿失禁。

(2) 如有残余尿,行排尿期膀胱尿道造影,观察梗阻部位在膀胱颈部还是尿道外括约肌。

(3) 膀胱测压,观察有无抑制性收缩,膀胱感觉及逼尿肌反射。

(4) 站立膀胱造影观察后尿道有无造影剂充盈。尿道功能正常者造影剂被膀胱颈部所阻止。如有关排尿的交感神经功能受到损害,则后尿道平滑肌松弛,造影片上可见到后尿道的近侧 $1\sim2\ cm$ 处有造影剂充盈,因这部分尿道无横纹肌。

(5) 闭合尿道压力图。

(6) 必要时行膀胱压力、尿流率、肌电图的同步检查,以诊断咳嗽-急迫性尿失禁、逼尿肌括约肌功能协同失调以及由括约肌无抑制性松弛引起的尿失禁。

(7) 动力性尿道压力图。用一根特制的双腔管,末段有二孔。一孔置于膀胱内,另一孔在后尿道。尿道功能正常者在膀胱内压增加时(如咳嗽时)尿道压力也上升,以阻止尿液外流。有少数压力性尿失禁老人,膀胱内压增高时,尿道压力不上升,从而尿液外流。

三、症状

压力性尿失禁主要与老年人盆底肌肉组织松弛、膀胱尿道括约肌张力降低有关;当腹腔压力增加时,如咳嗽、打喷嚏、大笑、上楼梯或跑步时,有尿液不自主地流出;尿动力学检查表现为充盈性膀胱测压时,在腹压增高而无逼尿肌收缩的情况下出现不随意的漏尿;压力性尿失禁在老年女性中较多见。

急迫性尿失禁是膀胱过度活动的表现,由于膀胱不自主地收缩,老人突然出现强烈的排尿感后尿液不自主地流出,伴有尿频、尿急、尿痛、腹部膨胀感和下腹部不适,常见于尿路感染、前列腺肥大、盆腔或膀胱肿瘤、膀胱结石、老年痴呆症和帕金森病等。

急迫性尿失禁的典型症状是先有强烈尿意,后有尿失禁,或在出现强烈尿意时发生尿失禁。常常可在咳嗽、喷嚏、腹压增加时诱发,伴有紧迫感,故临床上常易误诊为真性压力性尿失禁。除上述症状外,急迫性尿失禁还可有遗尿。因膀胱炎、结石、肿瘤等引起者,还可有血尿、脓尿等原发病的表现;因膀胱以下尿路梗阻引起者,有排尿困难、尿线无力等表现。

四、并发症

长期尿失禁可能引起皮疹、皮肤感染或溃疡等皮肤问题和尿路感染,影响工作及生活,老年人及家属可通过量表来判断和评估尿失禁的严重程度、对日常生活和个人情绪方面的影响(参见附录二:国际尿失禁咨询委员会尿失禁问卷表(ICI-Q-LF))。

第三节　老年人尿失禁的处理

一、治疗

老年性尿失禁的治疗原则是改善症状,提高生活质量。主要是保持下尿路干燥,不需其他保护措施能正常参加社会活动,能独自在家处理尿失禁,无需或可减少其他护理。对于男性伴有一种或多种下尿路症状者,应怀疑患有前列腺癌。当有血尿、异常 PSA(前列腺特异性抗原)、疼痛、感染、触及胀大的膀胱和神经系统病变时,应到专业医疗机构就诊。

(一)行为方式治疗

主要制定个体治疗方案,包括膀胱训练,排尿日记,延长排尿时间,盆底肌肉训练,腹压控制,抑制尿急,生物反馈,神经电刺激,减少咖啡饮料,控制液体摄入,减轻体重和改变生活方式。行为方式治疗尿失禁有效率高达81%。

1. 膀胱训练

通过膀胱训练,抑制膀胱收缩、增加膀胱容量。方法是白天多饮水,尽量忍尿,延长排尿间隔时间。入夜后不再饮水,不饮刺激性、兴奋性饮料,夜间可适量服用镇静安眠药物,使能安静入睡。

治疗期间应记录排尿日记,增强治愈信心。护理人员根据老年人至少3 d 的排尿日记确定初始排尿频率,然后指导老年人通过抑制尿急的方法,逐渐延长排尿间隔时间,增加膀胱容量,以减少排尿次数。

2. 盆底肌训练

盆底肌训练是指有意识地反复收缩和舒张盆底肌肉群,增加支持尿道、膀胱、子宫和直肠的盆底肌张力,改善老年人的排尿控制能力。盆底肌训练的目的是使膀胱恢复到正常生理位置、保持排尿的控制力、改善抑制尿急的能力、防止尿急、逐渐延长排尿间隔等,已被证实对尿失禁老人的康复训练有很好的效果,现已广泛应用到产妇产后及妇科手术后尿失禁的防治、轻度漏尿的治疗等。然而,有研究表明,老年人对盆底肌训练的依从性较差,这与老年人的年龄、文化程度、经济条件、认知水平等有关,其中最主要的原因是老年人对尿失禁知识及盆底肌训练方法不能完全理解,加之盆底肌训练是一个持续的过程,要求老人依从的时间越长,其依从性越差。护理人员在指导老年人行盆底肌训练的过程中应多给予正向反馈,多鼓励老年人,增强其信心。

盆底肌训练方法主要包括凯格尔运动、普拉提运动和生物反馈法等,其中凯格尔运动是最常见的一种训练方式。

(1) 凯格尔运动。

训练前,老年人首先通过以下2种方式识别参与该运动的肌肉群:指导老年人在排尿过程中试图憋尿,感受憋尿过程中收缩的会阴部和盆底肌肉群;指导老年女性佩戴一次性手套,食指涂抹液状石蜡后自行轻轻插入阴道,在做憋尿动作时手指感受阴道紧缩,理解参与该运动的肌肉活动。

凯格尔运动具体训练方法:指导老年人排空膀胱,取仰卧位、坐位或站立位;在放松腹部、臀部和大腿肌肉的情况下,持续收缩盆底肌 5 s 后慢慢放松(此为 1 次动作),5~10 s 后重复上述动作;训练几次后,逐渐延长收缩持续时间至 10 s;10 次动作为 1 组,每天重复训练几组,以不疲劳为宜;若老年人耐受力有所改善,可增加锻炼次数。

(2) 生物反馈治疗。

人们排尿和控制排尿时,体内存在着某些生物信息,生物反馈治疗就是应用生物反馈治疗仪,将这些体内信息放大,为老人所利用,学会将这些平时未加注意的信息纳入意识控制之下,主动进行排尿或控制排尿。置入阴道内的反馈治疗仪以声、光、图像等形式,表达膀胱的活动,当老人出现逼尿肌无抑制性收缩或不稳定膀胱时,仪器即发出特定的声、光、图像等信号,使老人能直接感知膀胱活动并有意识地逐渐学会自我控制,达到抑制膀胱收缩的目的。

3. 电刺激治疗

通过对储尿和排尿的各反射通路或效应器官(逼尿肌、盆底肌、括约肌)施以适当的电刺激,达到治疗目的。近年来,电刺激治疗排尿功能障碍取得重大进展,特别是对急迫性尿失禁及压力性尿失禁,都取得明显的疗效。

电刺激器分外置式和内置式两种。内置式骶神经根电刺激疗法已获美国FDA认证并应用于临床,主要用于治疗急迫性尿失禁、严重尿频尿急及非梗阻性尿潴留。通过脉冲电刺激骶3神经,调节与排尿相关的逼尿肌、括约肌和盆底肌的神经反射,能显著改善症状,提高生活质量,长期疗效也较稳定。

(二)改变生活方式

尽可能控制液体摄入,减少咖啡饮料,同时减轻体重。通过记录24 h液体摄入量和排尿日记有助于避免膀胱突发性充盈而出现尿失禁。据文献报道,咖啡饮料具有利尿作用,可增加膀胱逼尿肌压,引起膀胱过度活动,加重女性压力性尿失禁和急迫性尿失禁;对于男性,酒精和咖啡同样可加重下尿路功能障碍和急迫性尿失禁。避免膀胱刺激性食物可减轻尿失禁症状。对于老年女性,减轻体重、降低腹压能控制部分压力性尿失禁症状,减轻多少体重才有临床意义尚无定论。

(三)药物治疗

药物治疗目的是抑制逼尿肌收缩,降低膀胱内压,增加膀胱容量,降低膀胱的敏感性。利尿剂、抗精神疾病类药物、镇静剂、麻醉剂、解痉剂、抗组胺类药物和钙离子通道阻滞剂等会增加尿失禁的发生率,应尽可能减少使用。

1. M受体阻滞剂

M受体阻滞剂仍是治疗老年人急迫性尿失禁的主要药物,包括弗斯特罗定、索利那新、达非那新、奥昔布宁、托特罗定、丙哌唯林等,其可改善甚至治愈老人的急迫性尿失禁。其常见副作用包括口干、眼干、便秘、视力模糊以及尿潴留等,其中最常见的为口干。对于不能耐受M受体阻滞剂副作用的老人,可考虑改口服为经皮使用。对于尿失禁老人,使用M受体阻滞剂仍是有效的,但M受体阻滞剂因其抗胆碱酯酶的作用,有可能会加重老年人的认知功能障碍。目前研究显示,使用索利那新、达非那新及弗斯特罗定不会加重老年人认知功能损害。

2. 米拉贝隆

米拉贝隆为β_3-受体激动剂,在25 mg、50 mg剂量治疗中显示,其改善老年人急迫性尿失禁的尿频、尿急症状疗效显著。米拉贝隆常见的副作用为高血压(7.3%)、鼻咽炎(3.4%)及尿路感染(3%),接受长期治疗的副作用目前尚不确切。

3. 度洛西汀

度洛西汀可抑制突触前膜对传导递质5-HT及去甲肾上腺素的再摄取。研究显示其可改善女性老人的压力性尿失禁和混合性尿失禁症状,而对于行前列腺切除术的男性老人的一项研究显示,其仅可加速尿失禁的治愈,但并不能提高尿失禁的治愈率。度洛西汀常见的副作用为恶心、呕吐、口干、便秘及头晕、睡眠障碍等,老年人常因胃肠道及中枢神经副作用而停用药物。

4. 雌激素

经阴道给予绝经后妇女雌激素,可短期改善老人尿失禁,但经阴道给予雌激素治疗疗程及剂量目前尚未明确。

5. 去氨加压素

去氨加压素可在短期(4 h)内缓解老人日间的尿失禁,但尚未被许可用于治疗尿失禁。

6. 混合性尿失禁治疗药物

对于混合性尿失禁的老人,以急迫症状为主的首选 M 受体阻滞剂,对使用其他保守治疗反应迟钝的老人,可考虑使用度洛西汀。

(四) 外科手术治疗

目前对于老年人尿失禁行手术的有效性仍不明确,手术治疗主要用于保守治疗失败的尿失禁以及严重的尿失禁。

1. 女性压力性尿失禁

可选用的手术方式包括阴道悬吊术(开腹手术及经腹腔镜手术)、中段尿道悬吊术、阴道前壁修补术、自体筋膜悬吊术、单切口悬带术、注射填充剂、植入人工尿道括约肌等。目前对于无复杂并发症的女性急迫性尿失禁老人首先推荐的手术方式为中段尿道悬吊术,其次为阴道悬吊术及自体筋膜悬吊术,而注射填充剂对于治疗女性急迫性尿失禁老人的长期有效性目前仍不明确。

2. 男性压力性尿失禁

可选用的手术方式包括填充剂注射、利用男性固定悬带、植入人工尿道括约肌等。对于前列腺切除所致尿失禁的老人,填充剂注射可用于临时缓解症状,男性固定悬带可用于治疗轻度尿失禁,而人工尿道括约肌则推荐用于重度尿失禁。目前没有证据证明任意一种手术方式优于其他手术方式。

3. 膀胱过度活动综合征

可选手术方式有 A 型肉毒素膀胱逼尿肌多点注射、骶神经调节,若前述方案中一项或多项失败,可选择膀胱成形术、尿道改流术、永久导尿管置入。由于风险及收益间的平衡,不到万不得已,膀胱过度活动所致的急迫性尿失禁不选择永久导尿管置入方案治疗。

4. 混合性尿失禁

可选用的手术方式包括阴道悬吊术、中段尿道悬吊术、注射填充剂以及植入人工尿道括约肌等。研究证据显示,混合性尿失禁手术治愈率低于单纯的压力性尿失禁,而以急迫性症状为主的混合性尿失禁治愈率低于以压力性症状为主的混合性尿失禁,单一术式通常不能治愈老人尿失禁。

5. 无张力经阴道尿道中段吊带术

自 1996 年 Ulmstem 等应用无张力经阴道尿道中段吊带术(TVT)治疗压力性尿失禁,为压力性尿失禁的治疗带来了全新的革命。为了配合治疗,TVT 的围术期护理也得以快速发展。针对行抗尿失禁手术治疗的围术期老年人,护士在围术期应做好术前准备工作和术后护理。现就 TVT 的术前和术后配合护理做详细介绍。

(1) 术前准备。

入院后要叮嘱老年人多饮水,可预防泌尿系感染,同时注意保暖,预防呼吸道感染,指导其进行盆底肌功能训练。内裤应该选用纯棉制品,每日更换。保持会阴部清洁干燥,每日用温水清洗会阴部,如果漏尿严重可使用尿不湿,防止尿性皮炎。如果已经发生尿性皮炎告诉老人不要搔抓,给予局部药物外用,病变治愈后才可手术。术前 3 d 用碘附清洗阴道,每天 2 次。手术前一晚及手术当日早晨用含有效碘 250 mg/L 的聚维酮碘行阴道冲洗。术前协助老人完善各项术前检查。手术前一晚进流质饮食,术前 12 h 禁食,8 h 禁饮,手术前一晚 20:00 行清洁灌肠。

(2) 术后护理。

病情观察:术后去枕平卧 6 h,常规心电监护,测血压、脉搏、呼吸,直到病情平稳。用 2 kg 砂袋压迫耻骨上腹部创口 6 h,观察创口部位有无渗血、血肿、出血等情况。仔细观察阴道出血情况,当老人出现严重渗血时及时通知医生,通过进一步检查后排除血管损伤的可能。阴道内的碘附纱布应于术后 24 h 取出,嘱老人不要剧烈活动。

留置尿管的护理:检查尿管留置情况,妥善固定,避免尿管折叠、扭曲及受压,观察引出液的颜色和量。拔除尿管后指导老人多饮水及掌握正确排尿的方法。

(3) 出院指导。

指导老人避免腹压增高的动作,例如咳嗽和便秘,注意饮食要清淡、易消化,保持大便通畅。出院后坚持盆底肌的功能训练——凯格尔运动,即做缩紧肛门的运动,每次收缩保持 3 s 以上,连续进行 10~15 min,每天 2~3 次。

二、护理

(一) 一般护理

1. 选择合适的排尿方式

护理人员应通过全面的评估,帮助老年人选择合适的排尿方式。对于有尿意且可行走(包括使用助行器、轮椅等)、站立和坐下的老年人,应协助其行走至厕所进行排尿;对于有尿意,可保持坐位,但无法行走的老年人,白天可协助其移动至厕所进行排尿,晚上使用便携式坐便器辅助排尿;对于有尿意,但无法保持坐位的老年人,可选择使用尿壶或便盆;对于无法表达尿意的老年人,可选择使用合适的尿垫或尿裤,尽量避免留置导尿。

2. 合理使用尿垫和尿裤

根据老年人的生活自理能力及排尿方式,慎重使用尿垫和尿裤,如有必要使用则可以先从尿垫开始使用。使用过程中,每2 h检查1次老年人的排尿情况,及时更换尿垫或尿裤。更换时注意保护老年人的隐私,并可使用大毛巾覆盖以保暖;保持尿垫和床单位的整洁和平顺,避免皮肤受压引起压力性损伤;每次更换尿垫或尿裤时,须检查老年人皮肤有无破溃、糜烂等。

3. 落实排尿相关安全措施

及时应答老年人的排尿需求,提供合适的排尿器具;将坐便器、尿壶、便盆和卫生纸等放在老年人触手可及的地方;帮助老年人排查卧室至厕所沿途有无障碍物,包括沿途地面上是否有液体,如有则应及时清除;卧处至厕所沿途最好安装扶手及照明设备。

4. 改变生活方式

指导老年人维持合理的膳食结构,多食用富含维生素的食物;控制体重,增加运动量,防止因肥胖、便秘引起的腹腔压力增加;指导老年人合理补充水分,每天至少摄入1500 mL;减少摄入咖啡、碳酸饮料和辛辣刺激的食物;养成定时排便的习惯,对有便秘的老年人应采取积极的润肠通便措施,保持大便通畅;鼓励老年人记录排尿日记,以便医护人员及时获得老年人排尿的相关信息,包括排尿时间、排尿量、伴随症状等。

5. 强化健康教育

向老年人及其家属介绍尿失禁相关的生理和心理因素,告知老年人有尿意应及时排尿,避免长时间憋尿;指导家属提醒老年人按时排尿,开始可每隔0.5~1 h排尿1次,以后逐渐延长间隔时间,直到每隔2~3 h排尿1次,促进排尿功能的恢复;在非计划排尿时间内,让老年人尽可能憋住尿液,到预定时刻再排尿;排尿时可用手掌轻柔地自膀胱底部持续向后、向下压迫,使膀胱中的尿液尽可能排尽。

教会家属识别老年人有尿意的信号,如坐立不安、卧床者改变身体朝向、手伸进裤子里、手抚摸下腹部、试图掀开被子等。

告知家属及老年人应穿着方便穿脱的裤子,老年人从有尿意到尿液排出时间很短,常来不及脱裤子就已经排尿,家属应帮助老年人选择方便穿脱的裤子,尽少选择有纽扣的裤子,选择腰部有松紧带或使用魔术贴的裤子。

创造良好的老年人居家如厕环境,缩短卧室至厕所的距离,沿途地面应平整,厕所门应方便开关或使用门帘,以便老年人在出现尿意时,可立即到达厕所排尿;便携式坐便器应有靠背和扶手,卫生纸等应放在老年人随手可拿到的地方。

保持居家环境舒适,出现尿失禁时,应帮助老年人及时处理排泄出的尿液,保持会阴部皮肤清洁、干燥;经常开窗通风,必要时使用除臭剂以去除室内的异味。

(二)用药护理

抗胆碱药物能减少不随意的膀胱收缩,并改善膀胱容量,缓解症状,抗胆碱药物应与定时排尿等结合起来以提高疗效,并注意观察用药后的不良反应,对更年期以后的妇女应继续补充雌激素,以改善下段尿路系统的萎缩退化。指导患者3个月内避免提重物、剧烈运动及大笑,如有感冒、咳嗽或肺部疾病应及早诊治,禁止性生活1个月,术后2周后可恢复正常活动。

(三)心理护理

尿失禁可能引起失禁性皮炎、糜烂、压力性溃疡、尿路感染等,加之老人容易因此感到羞耻,丧失尊严,导致一系列的心理障碍,一旦尿急,就情绪紧张,再次触发尿失禁,形成心理条件和生理条件的恶性循环。由于老人心理状况在一定程度上影响老人的生活质量,所以对尿失禁老人心理护理的研究与生活质量的调研是同时进行的。近年来,文献报道的尿失禁老人心理护理的措施主要包括:正确的健康教育指导,医护及家属的关心与理解,维护老人自尊心,鼓励老人积极与社会联系,通过活动转移法、自我教育法、沟通调节法和适当发泄法等情绪调节方法调节其心理状态。

(四)失禁性皮炎的护理

失禁性皮炎是指皮肤长期暴露在尿液中所致的皮肤炎症,其表现为皮肤表面有红疹或者水泡,或伴浆液性渗出、糜烂、皮肤的二重感染。对于出现失禁性皮炎的老人,护士应指导老人及其家属保持老人会阴和肛周的清洁,且清洁时要使用柔软、无刺激性、无香料的软布或清洁湿巾,减少对皮肤的摩擦。老人应着棉质衣物,肛周及会阴使用皮肤保护剂隔离保护,另用造口粉进行创面修复。

第四节　老年人尿失禁的预防

一、合理饮食

多食含纤维素丰富的食物,如胡萝卜、芹菜、青菜等蔬菜、水果、谷物、豆类,防止因便秘而引起的腹压增高。应禁烟,禁食酒、咖啡、浓茶、碳酸饮料等刺激性食物。

二、加强体育锻炼

加强体育锻炼,积极治疗各种慢性疾病,如肺气肿、哮喘、支气管炎、肥胖、腹腔内巨大肿瘤等,这些疾病均可引起腹压增高而导致尿失禁。同时要进行适当的盆底肌群锻炼,如凯格尔运动。如果患者体重比较重,一定要积极地进行减肥。

三、纠正不良认知

尿失禁的高发病率、低就诊率严重地困扰着老年老人,社区应加强尿失禁的概念普及,使公众明白尿失禁并非为衰老的正常过程。在日常生活中须注意防治尿道感染,养成大小便后用手纸由前往后擦的习惯,避免尿路感染。

四、培养规律排尿的生活习惯

逐渐养成在每天相同时间段排尿的生活习惯,尽量不憋尿。在睡觉之前尽量不要喝水。除此之外,老年男性在排尿时可以像女性一样蹲下。这是因为男性的尿道长而弯曲,容易残留尿液,蹲下排尿时可较好用力,排尿过程比较顺畅,不容易残留尿液,有助于锻炼肛门括约肌,还能刺激排便的意识,减少便秘的发生。每次小便后用手挤压阴囊与肛门之间的会阴部,残留的尿液即可排出。这一方法对尿不尽、尿滴沥有较好的治疗作用。

五、养成良好心态

要有乐观、豁达的心情,以积极平和的心态,面对生活和工作中的成功与失败、压力与烦恼;一旦出现尿失禁症状,老年人应以良好的心态,积极重视,主动去看医生,进行检查和诊断。检查是否有器质性病变,是否需要治疗以及采取何种方法治疗。

第五章　老年人跌倒照护

跌倒已经成为老年人损伤、残障、失能和死亡的重要原因之一,严重影响老年人的生存质量,给整个社会及家庭带来沉重的经济负担。在美国,意外伤害是老年人死亡的第五大原因(在心血管疾病、癌症、中风和肺部疾病之后),而跌倒占意外伤害死亡原因的2/3。在我国,跌倒是伤害死亡的第四大原因,而在65岁以上的老年人中则为首位。研究表明,每年65岁以上老人有1/3以上会发生跌倒,跌倒除了有发生骨折及意外伤害的危险外,也会造成老人功能障碍与行动不便,需要长期照护。另外,还会对老年人的心理造成极大的创伤,使老年人产生恐惧心理,影响老年人的生活质量。老年人跌倒不仅仅给对老年人自身带来很多问题,也会对社会、家庭造成巨大的危害。

第一节　老年人跌倒的危险因素

跌倒是一种不能自我控制的意外事件,指个体突发的、不自主的、非故意的体位改变,脚底以外的部位停留在地上、地板上或者更低的地方。跌倒是多种因素共同作用的结果,包括内在和外在因素。内在因素主要涉及生理、疾病、药物和心理等因素,外在因素主要是居住环境和其他因素。

一、内在因素

(一)生理因素

1. 步态和平衡功能

步态的稳定性下降和平衡功能受损是引发老年人跌倒的主要原因。步态的步高、步长、连续性、直线性、平稳性等特征与老年人跌倒危险性之间存在密切相关性。一方面,老年人为弥补其活动能力的下降,可能会采取更加谨慎的缓慢蹒步行走,造成步幅变短、行走不连续、脚不能抬到一个合适的高度,引发跌倒的危险性增加。另一方面,老年人中枢控制能力下降,对比感觉降低,驱赶摇摆较大,反应能力下降、反应时间延长,平衡能力、协同运动能力下降,导致跌倒危险性增加。

2. 感觉系统

感觉系统包括视觉、听觉、触觉、前庭及本体感觉,通过影响传入中枢神经系统的信息,影响机体的平衡功能。老年人常表现为视力、视觉分辨率、视觉的空间/深度感及视敏度随年龄的增长而急剧下降,增加了跌倒的危险性;老年性传导性听力损失、老年性耳聋甚至耳垢堆积也会影响听力,有听力问题的老年人很难听到有关跌倒危险的警告声音,听到声音后的反应时间延长,也增加了跌倒的危险性;老年人触觉下降,前庭功能和本体感觉退行性减退,导致老年人平衡能力降低,以上各类情况均增加了跌倒的危险性。

3. 中枢神经系统

中枢神经系统的退变往往影响智力、肌力、肌张力、感觉、反应能力、反应时间、平衡能力、步态及协同运动能力,使跌倒的危险性增加。例如,随着年龄增加,踝关节的躯体震动感和踝反射随拇指的位置感觉一起降低而导致平衡能力下降。

4. 骨骼肌肉系统

老年人骨骼、关节、韧带及肌肉的结构、功能损害和退化是引发跌倒的常见原因。骨骼肌肉系统功能退化会影响老年人的活动能力、步态的敏捷性、力量和耐受性,使老年人举步时抬脚不高、行走缓慢、不稳,使跌倒危险性增加。老年人股四头肌力量的减弱与跌倒之间具有显著的关联。老年人骨质疏松会使与跌倒相关的骨折危险性增加,尤其是跌倒导致髋部骨折的危险性增加。

(二) 疾病因素

1. 神经系统疾病

脑卒中、帕金森病、脊椎病、小脑疾病、前庭疾病、外周神经系统病变。

2. 心血管疾病

体位性低血压、脑梗死、小血管缺血性病变等。

3. 影响视力的眼部疾病

白内障、偏盲、青光眼、黄斑变性。

4. 心理及认知因素

痴呆(尤其是阿尔茨海默型)、抑郁症。

5.其他

昏厥、眩晕、惊厥、偏瘫、足部疾病及足或脚趾的畸形等都会影响机体的平衡功能、稳定性、协调性，导致神经反射时间延长和步态紊乱。感染、肺炎及其他呼吸道疾病、血氧不足、贫血、脱水以及电解质平衡紊乱均会导致机体的代偿能力不足，常使机体的稳定能力暂时受损。老年人泌尿系统疾病或其他疾病因伴随尿频、尿急、尿失禁等症状而匆忙去洗手间、排尿性晕厥等也会增加跌倒的危险性。

（三）药物因素

研究发现，是否服药、药物的剂量以及复方药都可能引起跌倒。很多药物可以影响人的神智、精神、视觉、步态、平衡等方面而引起跌倒。可能引起跌倒的药物包括：

1.精神类药物

抗抑郁药、抗焦虑药、催眠药、抗惊厥药、安定药。

2.心血管药物

抗高血压药、利尿剂、血管扩张药。

3.其他

降糖药、非甾体类抗炎药、镇痛剂、多巴胺类药物、抗帕金森病药。

（四）心理因素

沮丧、抑郁、焦虑、情绪不佳及其导致的与社会的隔离均会增加跌倒的危险。沮丧可能会削弱老年人的注意力，潜在的心理状态混乱也和沮丧相关，都会导致老年人对环境危险因素的感知和反应能力下降。另外，害怕跌倒也使行为能力降低，行动受到限制，从而影响步态和平衡能力而增加跌倒的危险。

二、外在因素

（一）环境因素

昏暗的灯光，湿滑、不平坦的路面，在步行途中的障碍物，不合适的家具高度和摆放位置，楼梯台阶，卫生间没有扶栏、把手等都可能增加跌倒的危险，不合适的鞋子和行走辅助工具也与跌倒有关。室外的危险因素包括台阶和人行道缺乏修缮、雨雪天气、拥挤等都可能引起老年人跌倒。

（二）其他因素

老年人的教育和收入水平、卫生保健水平、享受社会服务和卫生服务的途径、室外环境的安全设计以及老年人是否独居、与社会的交往和密切程度都会影响其跌倒的发生率。

第二节　老年人跌倒的表现

一、临床分类与分级

（一）分类

按照国际疾病分类（ICD－10）对跌倒的分类，跌倒包括以下两类：
(1) 从一个平面至另一个平面的跌落。
(2) 同一平面的跌倒。

（二）跌倒致损伤的分级

国际(医疗)质量指标计划机构将跌倒导致人体的损伤程度分三级：
(1) 一级为扭伤、擦伤、皮肤小撕裂伤，仅需要简单处理或观察。
(2) 二级为扭伤、大而深的划破、撕裂伤或小外伤，需要医疗及护理处置，如缝合、打绷带、用夹板或冰敷。
(3) 三级损伤包括骨折、意识改变、身心状况改变甚至死亡，需要医疗处置或会诊。

二、辅助检查

跌倒后根据老人的症状、活动能力进行相关的辅助检查，如实验室检查、X线检查、CT检查、核磁共振检查、超声检查等。

（一）实验室检查

老年骨折患者白细胞计数可正常或升高。

（二）X 线检查

X 线是一种常见的影像检查方式,是 X 线整体照射组织器官形成的影像。可用于诊断骨折等。

（三）CT 检查

用 X 线对人体某部一定厚度的层面进行扫描,由探测器接收透过该层面的 X 线,通过计算机处理形成图像。

（四）核磁共振检查

核磁共振成像是一种利用核磁共振原理的最新医学影像新技术,对脑、甲状腺、肝、胆、脾、肾、胰、肾上腺、子宫、卵巢、前列腺等实质器官以及心脏和大血管有绝佳的诊断功能。

核磁共振是目前对颅脑、脊髓等部位的疾病最有效的影像诊断方法,不仅可以早期发现肿瘤、脑梗死、脑出血、脑脓肿、脑囊虫症及先天性脑血管畸形,还能确定脑积水的种类及原因等。

由于核磁共振是磁场成像,没有放射性,所以对人体无害,是非常安全的。

（5）超声检查

超声检查是一种基于超声波(超声)的医学影像学诊断技术,使肌肉和内脏器官(包括其大小、结构和病理学病灶)可视化。

三、症状

（一）躯体损伤

跌倒引起的躯体损伤率为 10%,其中重度软组织损伤占 5%,包括关节积血、脱位、扭伤及血肿;骨折占 5%,主要是肱骨外科颈、桡骨远端及髋部骨折,老年人由于骨质疏松,骨脆性增加,跌倒时极易发生骨折,而且随增龄而急剧上升。据统计,80～84 岁跌倒者髋部骨折发生率是 60～64 岁的 100 倍,而且后果较严重。髋部骨折后 3 个月病死率为 20%,死因常为长期卧床所致的肺部感染等并发症。即使渡过骨折关,很多病人将终生残疾。老年人跌倒总病死率比无跌倒的老年人高 5 倍,如跌倒后 1 h 仍不能站起来者,其病死率还要高 1 倍。85 岁以上老年人死于跌倒的人数(147/10 万)明显高于 65 岁以下者(1.5/10 万)。统计表明,跌倒造成的意外损伤是老年人死亡的第六位原因。

（二）心理损伤

虽然90%的跌倒的老年人并不引起躯体损伤,但跌倒仍然给老年人带来极大的心理创伤,约有50%的跌倒者对再次跌倒产生惧怕心理,因这种恐惧而避免活动者占跌倒的25%,因此,对跌倒的恐惧可以造成跌倒—丧失信心—不敢活动—衰弱—更易跌倒的恶性循环,甚至卧床不起,因此,要充分认识这种心理创伤的严重后果。

四、并发症

常见并发症为心理创伤、骨折及软组织损伤甚至意外死亡。

第三节　老年人跌倒的处理

一、治疗

主要是积极治疗相关疾病和对症处理。如一般外伤需简单包扎处理,骨折需复位等。

二、护理

（一）紧急处理

发现老年人跌倒,不要急于扶起,要分情况进行处理:

1. 意识不清的老年人

立即拨打急救电话,并分情况处理。

（1）有外伤、出血:立即止血、包扎。

（2）有呕吐:将头偏向一侧,并清理口、鼻腔呕吐物,保证呼吸通畅。

（3）有抽搐:移至平整软地面或身体下垫软物,防止碰、擦伤,必要时在牙间垫较硬物,防止舌咬伤,不要硬掰抽搐肢体,防止肌肉、骨骼损伤。

（4）呼吸、心跳停止：应立即进行胸外心脏按压、口对口人工呼吸等急救措施。

（5）需搬动：保证平稳，尽量平卧。

2. 意识清楚的老年人

（1）询问老年人跌倒情况。询问老年人对跌倒过程是否有记忆，如不能记起跌倒过程，可能为晕厥或脑血管意外，应立即护送老年人到医院诊治或拨打急救电话。

（2）询问是否有不适症状。询问老人是否剧烈头痛或口角歪斜、言语不利、手脚无力等提示脑卒中的情况，如有，不要立即扶起老年人，这可能加重脑出血或脑缺血，使病情加重，应立即拨打急救电话。

（3）如有外伤、出血，则立即止血、包扎并护送老年人到医院进一步处理。

（4）查看有无肢体疼痛、畸形、关节异常、肢体位置异常等提示骨折情形。如无相关专业知识，不要随便搬动，以免加重病情，应立即拨打急救电话。

（5）查询有无腰、背部疼痛，双腿活动或感觉异常及大小便失禁等提示腰椎损害情形。如无相关专业知识，则不要随便搬动，以免加重病情，应立即拨打急救电话。

（6）如老年人试图站起，可协助老人缓慢起立，坐、卧休息并观察，确认无碍后方可离开。

（7）如需搬动，要保证平稳，使其尽量平卧休息。

（8）发生跌倒后均应在家庭成员或家庭保健员陪同下到医院诊治。查找跌倒危险因素，评估跌倒风险，制订防止措施及方案。

（二）一般护理

1. 病情观察

立即观察老年人跌倒后的神志、心率、血压和呼吸等，警惕内出血及休克征象。严密观察生命体征、意识、瞳孔大小及对光反射，以及单侧虚弱、口齿情况、打哈欠、跌倒后排泄情况，警惕有无颅脑损伤。

2. 提供跌倒后的长期护理

大多数老人跌倒后伴有不同程度的身体损伤，往往导致长期卧床。

（1）基础护理。

老年人的日常活动能力，提供相应的基础护理，满足老年人的日常生活需求。

（2）预防并发症。

预防长期卧床导致的压疮、肺部感染以及泌尿系统的感染等。

（3）功能锻炼。

指导老年人进行相应的功能康复锻炼，预防失用性综合征的发生，促进老年人身心功能康复,回归健康生活。

3．心理护理

老年人存在恐惧再跌倒的心理,要帮助其分析恐惧的缘由,是身体虚弱还是以往自身或朋友有跌倒史,共同制订针对性的措施,克服恐惧心理。

4．健康指导

(1) 增强防跌倒意识。

加强对防跌倒知识和技能的学习。

(2) 合理运动。

坚持参加规律的体育锻炼,以增强肌肉力量、柔韧性、协调性、平衡能力、步态稳定性和灵活性,从而减少跌倒的发生。适合老年人的运动包括太极拳、散步等,特别是太极拳,为我国优秀的传统健身运动。

(3) 合理用药。

请医生检查老人服用的所有药物,按医嘱正确服药,不要随意乱用药,更要避免同时服用多种药物,并且尽可能减少用药的剂量,了解药物的副作用并注意用药后的反应,用药后动作宜缓慢,以预防跌倒的发生。

(4) 选择适当的辅助工具。

必要时可使用长度合适、顶部面积较大的拐杖。将拐杖、助行器及经常使用的物件等放在触手可及的位置。有视、听及其他感知障碍的老年人应佩戴视力补偿设施、助听器及其他补偿设施。

(5) 创造安全环境。

了解道路、厕所、路灯方位以及紧急时哪里可以获得帮助等。衣服要舒适,尽量穿合身宽松的衣服。鞋子要合适,鞋子对于老年人而言,在保持躯体的稳定性中有十分重要的作用。老年人应该尽量避免穿高跟鞋、拖鞋、鞋底过于柔软以及穿着时易于滑倒的鞋。

(6) 调整生活方式。

① 避免走过陡的楼梯或台阶,上下楼梯、如厕时尽可能使用扶手。

② 转身、转头时动作一定要慢。

③ 走路保持步态平稳,尽量慢走,避免携带沉重物品。

④ 避免去人多及湿滑的地方。

⑤ 使用交通工具时,应等车辆停稳后再上下。

⑥ 放慢起身、下床的速度,避免睡前饮水过多导致起夜频繁。

⑦ 晚上在床旁放置小便器。

⑧ 避免在他人看不到的地方独自活动。

第四节　老年人跌倒的预防

许多研究资料已经证明,预防性干预是降低跌倒和脆性骨折发生风险的最有效措施。

一、及时治疗可能引起跌倒的各种疾病

如影响视力的白内障、体位性低血压、反复发作的眩晕、帕金森综合征、骨关节炎等,需及时治疗。

二、避免不适当使用药物

凡能引起跌倒的药物应当不用或慎用,必须应用者则尽可能减少使用剂量。多种药物联合应用时应由药师与相关专科医师依据病情做出利弊权衡,正确取舍,或采用其他治疗方法,如心理治疗和体格锻炼等替代性治疗方法。

三、生活方式与行为的防护

老年人上下楼梯要扶扶手,转身及头部的转动动作宜慢不宜快,使用坐式便器而不宜用蹲式便器,睡前少饮水、夜间利用床旁便器,清醒后起床前先坐半分钟到1分钟再行站立,避免过度饮酒,步态不稳者应使用助行器等,淋浴室应有扶手和防滑垫等。

平时宜穿防滑以及便于穿脱(如魔术贴固定)的鞋。卧室设置的夜灯、走道与卫生间的照明对预防老人跌倒都是必要的。

四、加强营养

保持均衡的膳食营养,摄取足够的钙与维生素 D。老年人因缺乏户外日照及维生素 D 的摄入和吸收障碍,常致维生素 D 缺乏,建议每日摄取 $800\sim1200$ U 维生素 D,使血清 25 -羟维生素 D 水平达到 30 ng/mL,有助于降低跌倒和骨折风险。

维生素 D 不仅关系到钙的吸收、骨基质矿化,而且有助于改善肌力及神经肌肉间的信号传递。维生素 D 使肌肉 II 型纤维增粗、容积增大、肌力增强。循证医学证据证实,与钙或安慰剂相比,活性维生素 D 可降低 22% 的跌倒风险。

五、规律锻炼

老年人应以自身体能和健康状况为基础,选择适合自身的运动与锻炼方法,有规律并持之以恒的锻炼将对预防老年人跌倒起有益作用。适当的锻炼不仅改善体能,而且有助于提高反应能力、躯体动作的平衡及协调能力,对降低意外损伤、预防跌倒都是有意义的。运动锻炼是老年人预防跌倒及跌倒引起的骨质疏松性骨折的最经济、最有效的途径之一。

六、社区跌倒干预流程

(一)现状评估

通过监测、调查或常规工作记录、收集老年人跌倒信息,掌握老年人跌倒的发生情况和危险因素等,对老年人跌倒状况进行评估。

(二)确定危险因素

从现状评估得到的信息中,分析本地区老年人跌倒的原因和存在的危险因素,根据不同地区、不同人群、不同环境、经济条件和医疗保健服务等特点,确定哪些因素是可以进行改善的,并制定优先干预计划。

(三)制定和评估干预措施

根据本地区老年人跌倒现状和危险因素的评估,按照教育预防、环境改善、工程学、强化执法和评估的"5E"原则,制定本地区老年人跌倒干预的措施。

(四)组织实施

老年人跌倒控制工作是一项社会系统工程,政府应成立多部门组成的工作组,制定预防老年人跌倒工作规范,明确各部门职责和任务。对一个社区来说,它需要社区管理部门制定支持性政策,加强社区管理;需要物业部门加强社区物理环境的管理和修缮;需要公共卫生部门的技术指导;需要社区卫生服务机构的个性化卫生服务;需要家庭子女的密切配合;需要老年人的具体参与等,全面落实所制定的干预措施。

第六章　老年人疼痛照护

疼痛是老年人最常见的疾病之一,但目前关于我国老年人慢性疼痛发生率的权威调查还比较欠缺。国外研究表明独立居住在社区的老年人慢性疼痛发生率为25%～76%,需要护理人员照顾的老年人慢性疼痛发生率高达83%～93%。一项国外的社区调查显示:慢性疼痛的老年人中,只有5%的老年人为单纯一种疼痛,33%的老年人同时具有两种疼痛,高达62%的老年人同时具有三种慢性疼痛,其中以骨骼肌肉疼痛最常见,发生率高达83%。无法根治且持续不断的疼痛影响着老年人的生活,不仅影响睡眠质量和日常生活,同时还会产生消极心理及情绪反应,甚至出现抑郁、焦虑等精神症状,在很大程度上增加了家庭及社会负担。疼痛目前已被作为第五生命体征进行评估和护理。因此,如何进行有效的处理来减缓或消除老年人的疼痛是当今社会十分关注的问题。

第一节　老年人疼痛的危险因素

各种慢性软组织损伤,各种关节炎,各种退行性改变,各种创伤、手术病史,各种内科疾病,各种血管性疾病,神经系统疾病及癌症等,都可以诱发老年人持久不愈且愈演愈烈的慢性疼痛。常见的引起老年人疼痛的疾病有以下几种:

一、三叉神经痛

三叉神经痛是三叉神经分布区的一种发作性疼痛。该病多见于中老年人,是脑神经痛中最为常见的类型,疼痛发作时间较短,但疼痛剧烈,两次发作之间可无症状。国外报道其发病率为平均每年4.3/10万,其中女性高于男性(分别为

5.9/10 万和 3.4/10 万）。

二、肩周炎

肩周炎是一种包括肩痛及运动功能障碍的症候群。广义的肩周炎包括肩峰下滑囊炎、冈上肌腱炎、肩袖撕裂、肱二头肌长头腱鞘炎、喙突炎、冻结肩、肩锁关节病变等多种疾病。据国外资料表明，肩周炎的患病人数占总人口的 2%～5%，女性的发病率略高于男性。

三、颈椎病

颈椎病是老年人的常见病、多发病之一。相关资料显示，65 岁的老年人中有75%～85%的老人有颈椎曲度变直、椎间隙高度降低和小关节增生的放射学改变，且有国外研究显示，搬运工患颈椎病的概率比非搬运工要低一些。

四、腰椎病

腰椎病亦是老年人常见的病症之一。腰椎退变、脊柱侧弯、腰椎间盘突出等均较常见于老年人，且由于现在伏案工作人数的增加，腰椎病的发病率有上升趋势。上海市宝山区针对 60～85 岁老年人的一项调查表明，该地区老年人腰腿痛的发病率为 17.20%，女性略高于男性，且随年龄增加腰背痛总的发生率有下降趋势。

五、骨质疏松

骨质疏松是老年人的常见病，主要以骨量减少和骨的微细结构破坏为特征，一般认为与内分泌紊乱、钙吸收不良等因素有关。多见于绝经后的妇女，75 岁以上妇女患病率可高达 80%以上。

六、类风湿

该病多见于老年女性，类风湿若不控制，可致关节损害、功能丧失，影响生活质量。据报道，在工业化国家，该病会影响 0.5%～1.0%的成年人，每 10 万例中，每年新增 5～50 例老人。60 岁以上患类风湿关节炎的概率更高，而女性患病率更高的原因至今无法确定，可能与女性易发免疫性疾病有关，目前尚无定论。

七、肿瘤

老年人可以发生各种类型的肿瘤，发达国家 65% 左右的肿瘤患者为老年人，而在肿瘤老人中癌症中晚期的疼痛尤为多见。有资料表明癌症疼痛中至少 30% 的疼痛未能得到有效治疗，是非常重要的社会医疗问题。

八、纤维肌痛

纤维肌痛的特点是全身多部位广泛的骨骼肌疼痛以及 18 个压痛点中超过 11 个压痛点异常，可致四肢强直、睡眠障碍、疲劳等。该病女性的发病率约为 3.5%，男性约为 0.5%，且病程较长，一般认为异常的中枢疼痛处理可能是其重要机制之一。纤维肌痛的发病率随年龄增加而升高，近 8% 的 80 岁老年人符合诊断标准，该病女性患者多于男性。

九、骨关节炎

中国老年人骨关节炎的研究结果证实，全国 40 岁以上人群原发性骨关节病患病率为 46.3%，60 岁以上老人患病率则高出 1 倍多。

十、带状疱疹及带状疱疹后遗神经痛

带状疱疹是由水痘-带状疱疹病毒感染所引起的，其特征为沿神经分布的皮疹及其相应区域的强烈刺痛。带状疱疹超过 3 个月未愈则称为带状疱疹后遗神经痛，是困扰老年人的顽痛症之一。其发病率与年龄呈正相关：50 岁以下人群发病人数为每年 1.1～2.9/10 万，50～59 岁人群发病人数为每年 4.6/10 万，60～69 岁人群则为 6.9/10 万，70～79 岁及 80～89 人群该项数据则分别为每年 9.5/10 万和每年 10.9/10 万。国外资料显示，50 岁以上的患带状疱疹的老人，每 10 万例中有 21 例需住院治疗。

十、糖尿病性末梢神经痛

患糖尿病的老人发生末梢神经痛的发病率因其诊断方法不一样，数据也不一样,各地报道的数据有很大差别,国外相关报道其发病率为 21.0%~37.2%;国内数据显示其发病率约为 61.8%。

第二节　老年人疼痛的表现

一、疼痛的特点

(一)老年疼痛的生理特点

1. 神经系统

中枢神经、外周神经皮自主神经系统与可发生随年龄相关的退变和功能减低,表现为脑组织体积缩小、重量减轻、脑沟相对变宽,并在 60 岁以后明显加快。有研究表明 80 岁的脑组织重量较 30 岁者轻 18%。脑血流也随之减少,较年轻人减少 25%。由于脑内功能性神经元减少,与其有关的神经递质也相应减少。如多巴胺、去甲肾上腺素、酪氨酸、5-羟色氨等。

有研究证明慢性疼痛持续存在的机制中,中枢神经系统的作用更重要,其中作为神经递质的氨类、去甲肾上腺素、多巴胺、5-羟色氨神经元在疼痛感觉的中枢调节和心理情绪紊乱的病因学方面起重要作用。中央导水管周围灰质、中缝大核、网状结构外侧前庭中的 5-羟色氨对疼痛有负反馈作用。上述生物胺在单胺氧化酶作用下,经氧化脱氨作用成为失活的复合物。在 45 岁以后单胺氧化酶的活性增强,单胺类物质的作用被削弱。脊髓内的皮质脊髓束和外周传入、传出神经内的神经纤维也出现数量减少、排列紊乱等变化。电生理表现为传导速度减慢及信号幅度减低的传导受阻现象。故而使老年人的各种感觉阈值普遍增高,而皮肤痛觉受体大量减少是痛觉降低的原因之一。

2. 精神特点

老年人的自主神经系统同样也存在在老化、退变。表现为神经元减少、受体和神经递质数量和功能的改变,导致自主神经系统功能减弱。老年人慢性疼痛对自主神经系统的影响比急性疼痛更明显,且常表现为精神抑郁、失眠、食欲缺乏、生活活动兴趣低落等。老年人对生活的适应能力减弱,对任何应激状态都易引起情绪、心理、精神方面的强烈反应。其心理上日渐衰老可能会产生失落、孤独、无助感,惧怕死亡,甚至性格变得多疑、伤感、容易激动,或情绪消沉、沮丧及无所事事等心理障碍。疼痛更加重了老年人特别是临终老人的心理障碍。据文献报道,随着年龄增长,慢性疼痛的发生率相应增加,且退休、丧偶的老人发生率更高,女性多于男性。疼痛好发部位以背部、下肢、头面部居多。

3. 呼吸系统

老年人在呼吸系统无器质性病变的情况下,其呼吸功能因胸椎后突,胸腔容积减少,膈肌、肋间肌退变,收缩效能降低,顺应性减低,致使时间肺活量、肺通气/灌流比值失调及肺内分流增加,进而导致动脉氧分压、动脉氧饱和度及动脉血氧含量降低。由于老年人呼吸系统储备能力明显降低,在治疗和用药时要警惕呼吸抑制和其他并发症。

4. 泌尿、消化系统

老年人的肝、肾功能随年龄增长而逐渐下降,影响药物在体内的半衰期和消除率,肝血流减少及某些肝细胞酶系的活性降低,对药物排泄和灭清能力降低,导致消除时间延长。老年人肾功能降低最后造成肾小球滤过率下降,对药代动力学及药效动力学产生影响,使耐受性和需要量降低,反应增强、作用时间延长。

5. 肌肉、骨骼系统

老年人的骨关节等系统退变尤为突出,关节软骨、椎间盘退行性改变是引发颈、肩、腰腿痛的重要原因。

(二) 老年疼痛的临床特点

1. 发病缓慢、病程长,病因复杂,呈多元化

老年性、退行性疾病及恶性肿瘤引起的疼痛多属于慢性疼痛,其病变形成的时间长,常需要经过漫长的时间才逐渐造成器质性改变,一旦出现器质性改变,则无法逆转。

老年疼痛的临床表现呈多样化,用其中任何一种疾病都可以解释出现的症状;也可能是一种疾病同时表现为躯体多个部位疼痛。

老年人常同时患有多个系统的疾病,有时甚至一个脏器内同时有几种病变,也可称为多发病变。

2. 发病率高、就诊率低

在 65 岁以上的老年人中 80%～85% 的人有一种以上的易诱发疼痛的疾患。然而,老年人的就诊率却很低。这可能是由于老年人对疼痛的反应迟钝,或因家庭、社会、经济等种种原因。他们很少主诉疼痛,甚至因忍痛不治而延误治疗。

3. 疗程长、治愈率低、复发率高

与一般老年疾病相比,老年性疼痛性疾病多属于退行性、老化改变,治疗所需

时间较长,且多数情况下只能缓解症状不能治愈,且停止治疗后容易复发。但早期治疗可以控制病情的发展,把病理损害控制在最低程度。

4. 多伴有抑郁症

老年人较为普遍地存在抑郁和紧张感,疼痛可加重此概率。老年慢性疼痛与抑郁之间有着明显的相关性。

二、疼痛表现

疼痛症状非常复杂,在性质、发病时间、持续时间长短上,都存在着差异,现从疼痛的性质、部位、持续时间等方面对疼痛症状表现进行论述。

(一)疼痛的性质

1. 刺痛

刺痛又称第一痛、快痛或锐痛,痛觉主观体验的特点是定位明确,痛觉迅速形成,除去刺激后即刻消失。常引发受刺激肢体的保护性回缩反射,情绪反应不明显。

2. 灼痛

灼痛又称第二痛、慢痛或钝痛,多因化学物质刺激痛觉感受器而引起。其主观体验的特点是定位不明确,往往难以忍受。痛觉的形成缓慢,常常在受刺激后 0.5 ~ $1.0\,\mathrm{s}$ 才出现,而除去刺激后,还要持续几秒钟才能消失。灼痛可反射性地引起同一脊髓节段所支配的横纹肌紧张性强直,并多伴有心血管和呼吸系统的变化,以及带有强烈的情感色彩。皮肤烧伤、暴晒伤、局部软组织炎性渗出亦可引起灼痛,一般来说,灼痛多为表浅性疼痛。

上述两种类型痛觉,刺痛和灼痛或第一痛和第二痛,合成为双重痛觉(Double Pain),即痛觉的双重性。

3. 酸痛

酸痛又称第三痛,痛觉导入冲动经外周神经中的 A_δ 和 C 类纤维传入。此类痛觉是由内脏和躯体深部组织受到伤害性刺激后所产生的,尤其是指机体发热或烧伤时源自深部组织的痛觉。

疼痛在刺激后缓慢地发生于广泛部位,数分钟后达最高值,这是由于致痛物质生成缓慢所致。其主观体验的特点是痛觉难以描述,感觉定位差,很难确定痛源部位。痛觉产生时常伴有内脏和躯体反应,以及较强的情绪反应。

4. 跳痛

常伴动脉压的搏动而短暂加剧,多发生于炎症区,敏感的神经末梢受所在组织膨胀压力而产生规律性或阵发性痛,痛常剧烈难忍。在枕颞部、肩胛区,当神经伴随血管时,两者之一的炎症,亦可引起难忍的跳痛。

5. 点击痛

为根性痛的一种表现,神经根受刺激时可产生,敏感的神经根受到突出的椎间盘挤压或组织短时间内压力升高,如咳嗽、喷嚏,可引起触电样疼痛。根性痛对疾病定位具有诊断意义,疼痛区域提示相应节段病灶发生部位。

(二) 疼痛的部位

1. 局部痛

局部痛是指病变所在部位的局限性疼痛,多为感受器或神经末梢受刺激引起,如体表痛、深部痛和内脏痛等。其中体表痛(如皮炎或皮肤损伤)性质以锐痛即快痛为主;深部痛(如关节痛)和内脏痛性质则多为钝痛或慢痛(也可称延迟痛)。

2. 放射痛

放射痛是指感觉通路的病变引起的受累感觉神经纤维所支配躯体部位的疼痛或不适。即当周围神经干、神经根或中枢神经系统内的感觉通路受某种病变刺激时,疼痛可沿受累的神经向末梢传导,并致远离病变的部位,但在其分布区域内。例如,通过腕管处的正中神经可因临近组织病变的压迫而发生拇指和食指远端的刺痛;脊神经根因肿瘤、骨刺或椎间盘突出等而受压时,可出现向相应皮节或皮节放射的疼痛。

此外,幻肢痛和中枢痛均属放射痛之列。放射痛不因在放射痛区注射局部麻醉剂而减轻。

3. 扩散痛

扩散痛是指当某神经的一个分支受损伤刺激时,疼痛除向该分支远端分布区放射外,尚可扩散至同一神经的近端部分(双向传递作用),甚至可扩散至邻近的其他周围神经或相距较远的脊髓节段的感觉分布区域。例如,当上肢的正中神经或尺神经于腕管内受压损伤时,疼痛不仅向其末梢方向放射,有时尚可累及整个上肢,甚至扩散到枕部。临床上常表现出影响整个上肢的臂丛神经痛。

4. 牵涉痛

牵涉痛是指当内脏病变时,刺激内脏的痛觉传入纤维,而引起与之相同或邻近脊髓节段所属的某躯体神经支配区疼痛,甚至为躯体更远隔部位的浅表或深部痛。每一内脏病变时都有一较固定的皮肤牵涉痛区(又称 Head 区)。

放射痛与牵涉痛的区别如表6.1所示。

表 6.1　放射痛与牵涉痛的区别

项目	放射痛	牵涉痛
原发损伤区	原发于神经根受损	继发于内脏器官或软组织或根性痛
传导路径	神经前支感觉纤维	后原支、窦椎神经、交感神经灰交通支
疼痛部位	该神经前支远端、手或手指,定位清楚	肩、背、胸部,定位模糊
疼痛性质	锐痛、放电样	钝痛、酸痛、麻木痛
感觉改变	常伴同皮节皮肤感觉改变	常无客观改变
肌力改变	神经支配区肌张力低、无力、萎缩	无改变
反射改变	神经支配肌腱反射降低或消失	无
神经牵拉痛	受损神经牵拉实验阳性,如颈椎间盘突出压迫神经根时,臂丛神经牵拉实验阳性	无

（三）疼痛的持续时间

1. 急性疼痛

急性疼痛指近期产生且持续时间较短的疼痛,一般来说,急性疼痛的时间不超过 3 个月。常见的急性疼痛主要包括术后痛、分娩痛、外伤痛或运动伤痛、烧伤痛、烫伤痛、晚期癌痛、急性神经痛等。

急性痛是一种复杂的令人不愉快的感觉、知觉及情绪上的感受,并伴有某些自主的、生理学的及情绪上的行为反应。急性疼痛均由皮肤、深部结构、内脏的损伤和/或疾病、肌肉或内脏的功能异常产生的有害刺激而诱发。

由于有效的治疗和/或疾病、损伤的自限性结果,疼痛及其伴随反应通常在几天或几周内消失。但是,治疗不当会引起急性疼痛持久及病理生理学改变增加,致使急性疼痛发展为慢性疼痛。

2. 慢性疼痛

1986 年国际疼痛研究会(IASP)规定,持续或间歇性持续 3 个月以上的疼痛称为慢性疼痛。现在规定慢性疼痛是指一种急性疾病过程或一次损伤的疼痛持续超过正常所需的治愈时间,或间隔几个月至几年复发持续 1 个月者。因为许多急性疾病或损伤治愈的时间为 2～4 周,最多 6 周,如果在治愈后 1 个月仍呈现疼痛,就应考虑是慢性疼痛。此种疼痛可能是一种持续存在的疼痛,也可能是一种反复、间歇性存在的疼痛;可能与组织疼痛有关,亦可能无关。

据文献报道,持续性疼痛状态的发生率随年龄增长而明显增加,老年人退休、丧偶后生活状态的改变会导致发生率进一步增高,女性发生率高于男性。慢性疼痛对老年人的心理影响较急性疼痛更大,常导致失眠、情绪低落、食欲下降、活动受限、社交丧失,严重者则表现出明显的焦虑、抑郁,甚至自杀。老年人慢性疼痛以颈肩腰腿痛最多见,好发于腰背部、下肢、大关节(如膝关节、肩关节)等。随着肿瘤治疗技术的不断进步,带瘤生存的老年人越来越多,控制不佳的癌痛也是严重影响老年人生活质量的慢性疼痛之一。

第三节　老年人疼痛的处理

一、疼痛的评估

疼痛评估是疼痛治疗的前提,主要目的是判断"疼痛是否存在""是什么性质的疼痛""疼痛的程度"等。疼痛评估对做出正确的诊断、制订治疗方案具有重要的意义。

(一) 初步评估

在出现疼痛时,需要向医护人员提供以下信息:疼痛是如何发生的、疼痛发展过程;疼痛像什么、如何描述感受到的疼痛;疼痛部位和向何处放射;疼痛强度如何;疼痛与时间有何关系、疼痛发作的时间特点;使疼痛减轻或加重的因素是什么;疼痛发生时有无伴随症状;疼痛发生后的治疗情况、治疗效果的评价、治疗中有无并发症发生;疼痛对日常生活(特别是睡眠)的影响;所患其他疾病;既往有无药物滥用史、精神障碍史、外伤或手术史;是否使用过特殊药物等。

(二) 疼痛部位评估

准确的疼痛部位描述能帮助确定疼痛的来源,老年人经常描述不清晰,必要时可要求疼痛者用手指指出明确的疼痛点或画出部位。范围较大时可用 45 区体表面积评分法进行评估(图 6.1),即将人体全身分为 45 区,每个区内标有代表该区的号码。请主诉者将自己的疼痛部位在图中相应部位画出,每涂盖一个区,则为 1 个疼痛计分,如无任何区涂盖则为 0 分,总评分可反映出疼痛区域的数目。同时在相应的疼痛区内,分别使用四种不同的颜色进行涂盖,以表示无痛、轻度疼痛、中度疼痛和重度疼痛,最终查表计算疼痛范围所占全部体表面积的百分比。45 区法可反映出疼痛的范围及变化,也可用于定量分析。

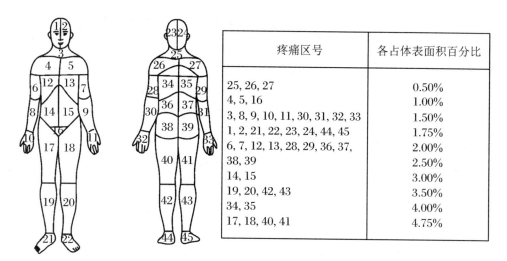

疼痛区号	各占体表面积百分比
25, 26, 27	0.50%
4, 5, 16	1.00%
3, 8, 9, 10, 11, 30, 31, 32, 33	1.50%
1, 2, 21, 22, 23, 24, 44, 45	1.75%
6, 7, 12, 13, 28, 29, 36, 37, 38, 39	2.00%
	2.50%
14, 15	3.00%
19, 20, 42, 43	3.50%
34, 35	4.00%
17, 18, 40, 41	4.75%

图6.1　45区体表面积评分法评估疼痛区占体表面积的百分比

(三)疼痛强度评估

疼痛强度的评估是疼痛评估的重点也是难点。目前已研制出多种评估方法用于记录和疼痛随访,临床较常用的方法有:视觉模拟评分法(Visual Analogue Scale,VAS)、口述描绘评分法(Verbal Rating Scale,VRS)、数字评分法(Numeric Rating Scale,NRS)、简化的 McGill 疼痛问卷(Short-Form Mcgill Pain Question-naire,SF-MPQ)、修订版面部表情疼痛量表(Faces Pain Scale Revised,FPS-R)等。

各种量表均有其适用人群和应用重点,绝大多数量表应用于年轻人都是比较可靠和实用的,但对于老年人,特别是文化程度低或有视觉损害、语言表达障碍、认知障碍等的老年人的疼痛评估就会比较困难。有文献研究报道不同疼痛强度评估量表在 65 岁以上的老年人中的使用情况,结果表明:修订版面部表情疼痛量表的效度和信度较好。口述描述评分法可较好地描述疼痛;认知和文化程度对视觉模拟评分法的评估结果影响最大。老年人的疼痛评估应灵活应用各种方法,条件允许时可几种方法同时应用,互相修正,评估前进行耐心恰当的解释,有助于提高最终评估的准确性。

1. 修订版面部表情疼痛量表

修订版面部表情疼痛量表将数字或程度形容词转变为不同的面部表情,使受试者更容易理解与配合,这些面部表情代表伤害所造成疼痛的严重程度(图 6.2)。最左边的表情代表无痛,从左至右的表情表示疼痛越来越严重,最右边的表情代表最剧烈的疼痛。让受试者选择一个能代表其疼痛程度的表情。

图6.2　修订版面部表情疼痛量表

2. 口述描绘评分法

此方法采用不同程度的形容词来描述自身的疼痛强度。口述描绘评分法所采用的疼痛程度描述词通常从疼痛最轻到最重的顺序排列,程度最轻的疼痛描述词被评估为 0 分,以后逐级增加,每级增加 1 分,每个描述疼痛程度的形容词都有相应的评分,这样可以更好地定量分析疼痛。老人的总体疼痛程度就是最接近疼痛水平的形容词所代表的数字,此方法也便于疼痛的动态评估与观察。

口述描绘评分法简便易行,从治疗前、治疗中、治疗后不同时间点的评估还可以看出老人的疼痛感觉变化。但应注意的是,老年人感觉不敏感或对程度形容词的理解存在偏差,导致相应的描述形容词可能比实际疼痛要轻或重,给治疗、护理都会带来一定的困难。

3. 数字评分法

最常用的是 11 点数字评分法,痛程度等级用0~10 这 11 个点来描述,受试者根据自己的疼痛程度进行打分,0 代表无疼痛,之后随着数值的增加疼痛强度也逐渐加重,10 表示最剧烈最严重的疼痛(图 6.3)。

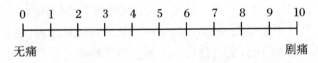

图6.3　数字评分法

4. 行为观察

疼痛,特别是慢性疼痛,对人体的生理和心理都造成严重的不良影响,导致疼痛人群表现出思维、行为和举止的变化。2002 年美国老年医学会提出 6 种与老年人疼痛相关的行为,即:

(1)面部表情。包括皱眉、伤心的表情、惊恐面容、做鬼脸、前额皱纹、闭眼、扭曲的表情、快速眨眼等。

(2)语言和发音。包括叹气、呻吟、哼哼声、叫喊、呼吸重、求帮助。

（3）身体运动。包括身体僵硬、姿势紧张、惊恐、活动受限、步态或活动度改变。

（4）人际交往的改变。包括出现攻击性、抵制护理、社交减少、社会不适应、孤僻、辱骂他人等。

（5）活动方式和日常行为的改变。包括拒绝进食、食欲改变、休息时间增加、休息方式改变、日常活动突然停止等。

（6）精神状态改变。包括哭喊、流泪、易怒、抑郁等。

二、疼痛的治疗

老年人疼痛治疗的方法应根据不同的情况，给予相应的治疗及处理。治疗方法包括：药物治疗、功能锻炼、理疗、微创介入疗法（神经阻滞、射频、脊髓电刺激）、鞘内镇痛泵植入、基因治疗等。

（一）药物治疗

目前治疗疼痛的药物一般都可用于疼痛老年人。但老年人其药物代谢与青年人不同，因此药物使用亦有所不同。

2009年美国老年医学会（AGS）对老年人持续性疼痛药物治疗指南建议指出，对于年龄≥75岁的老年人，需非常谨慎使用非选择性非甾体类抗炎药（NSAIDs）和选择性环氧化酶-2（COX-2）抑制剂，且该类药物仅用于高度选择性的个体。

伴有中至重度疼痛、疼痛相关功能障碍或生活质量下降的所有老年人，都应考虑使用阿片类药物治疗；2011年AGS老年人持续疼痛管理指南指出：一般而言，对乙酰氨基酚仍然是老年人轻度疼痛的一线用药。

由于COX-2选择性抑制剂易导致胃肠道的不良反应，因此服用COX-2时老年人应同时服用一段时间的质子泵抑制剂或其他胃肠道保护剂。强烈推荐有中至重度疼痛、伴有疼痛相关的功能损伤或者疼痛导致生活质量下降的老人使用阿片类药物治疗。

老年人使用阿片类药物时，考虑老年人肝肾功能减退、代谢减慢等因素，在达到同等镇痛效果的前提下，药物使用剂量应比青年人要少。目前，阿片类药中的丁丙诺啡透皮贴剂使用方便，镇痛效果确切，值得关注。抗癫痫药中的苯妥英钠、卡马西平较多应用于神经性疼痛。

（二）微创介入疗法

1. 神经阻滞

神经阻滞是目前治疗老年人疼痛的重要手段之一。因其只要求阻滞感觉神经或交感神经而不需要阻滞运动神经，所以使用局麻药的量一般较少；同时还可在药物中使用少量 B 族维生素和糖皮质激素。该类治疗方法对各类老年人疼痛均有较好疗效。其中关节腔内注射玻璃酸钠、臭氧等治疗骨关节炎引起的疼痛亦有较好的疗效。

2. 射频

射频仪发出的高频振电流可使组织内的离子产生振荡，从而升高组织内温度，可选择性阻滞感觉神经，从而达到镇痛效果。

可分为连续射频和脉冲射频，前者对神经产生永久性灭活，主要用于神经毁损术；后者产生高频电流后有一段静息期，可使热量在组织内扩散，射频产生的可逆性神经毁损可较大幅度地缓解老年人慢性疼痛，因此该种治疗方法有较大的发展前景。

脉冲射频用于治疗老年人各种慢性疼痛性疾病，被认为是有效、安全、不良反应小的微创手术治疗方法，可治疗颈神经根性疼痛、三叉神经痛、慢性肩痛、慢性腰背痛等，对治疗带状疱疹后遗神经痛也有极好的疗效。

3. 脊髓电刺激

该疗法的设备由植入体内的电极、神经刺激器和体外遥控器组成，通过调节电刺激强度和频率达到止痛的目的，适用于复杂的神经病理性疼痛、幻肢痛、复杂性区域疼痛综合征、腰部术后疼痛等。

（三）鞘内镇痛泵植入

主要用于晚期肿瘤需要大量使用阿片类药物的老年人，由于可以持续将药物直接注入蛛网膜下腔，因此所用药物剂量仅为口服剂量的三百分之一，镇痛效果确切，不良反应相对较少。

（四）基因治疗

基因治疗在老年人疼痛的治疗方面尚为一种较新的手段，主要包括间接体内疗法和直接体内疗法。前者又称细胞移植疗法，需要选择合适的基因、靶细胞和最有效的基因转移方法；后者是将治疗基因导入体内，改变或修复机体的遗传物质，以干预疼痛的生物学行为，从而达到治疗疼痛的目的。

三、疼痛护理

（一）用药指导

（1）遵医嘱按时用药，即无论当时是否发作疼痛都应在规定的时间服药，而不是按需给药，保证疼痛连续缓解。及时、按时用止痛药更安全有效，而且需要的止痛药强度和剂量也最低。长期得不到有效止痛治疗的疼痛导致的与神经病理性疼痛相关的交感神经功能紊乱，会发展为难治性疼痛。

（2）使用阿片类药物出现呕吐、镇静等不良反应，不能自行停药。除便秘外，阿片类药物的不良反应大多是暂时性或可忍受的。阿片类药物的呕吐、镇静等不良反应，一般出现在用药最初几天，数日后症状多自行消失。对阿片类药物的不良反应，进行积极预防性治疗，多可减轻或避免发生。

（3）不可因为担心药物成瘾不用或停用阿片类止痛药，疼痛病人长期使用阿片类止痛药治疗，尤其是口服及其他长效制剂按时给药，发生"成瘾"的危险性较小，有研究报道，使用阿片类止痛药成瘾的危险低于 4/10000。

（4）使用透皮贴制剂的注意事项：

① 选择合适的粘贴部位，多选择在躯干平坦、干燥、体毛少的部位，如前胸、后背、上臂、大腿外侧；

② 粘贴前用清水清洁皮肤，不要用肥皂或酒精擦拭；

③ 待皮肤干燥后打开密封袋，取出贴剂，先撕下保护膜，手不要接触黏膜层，将贴剂平整地贴于皮肤上，并用手掌按压 30 s，保证边缘贴紧皮肤。体温增高 3 ℃，血药浓度峰值可增高 25%，局部不能加温，即不能用热水袋、电热毯或暖气等加温；

④ 72 h 及时更换，不宜拖延，以免出现爆发痛；

⑤ 更换时重新选择部位。

（二）非药物治疗

1. 放松和臆想

放松和臆想可让精神及身体达到一种松弛状态。放松技术包括简单的注视呼吸锻炼、逐步放松肌肉、音乐松弛法。愉快的精神臆想能帮助放松，可以设想一个安宁的场景，如海浪轻柔地拍打着沙滩，或进行缓慢的深呼吸，同时想象疼痛正在离开身体。愉快的臆想和逐步放松肌肉均已被证明能降低病人自我报告的疼痛强度和痛苦。放松与臆想结合更为有效，特别是当病人按自己的需求和爱好发挥想象力时最理想。

2. 分散注意力及调整心境

分散注意力是使病人的注意力从疼痛或伴有的不良情绪转移到其他方面。分散注意力可以是内心的,例如在心里数数,给自己唱歌等;也可以外在的,如随着音乐有节奏地呼吸、唱歌、看电视、读书等。分散注意力的锻炼包括做重复性的动作或识别运动,如有节奏地按摩、凝视一个焦点等。

3. 皮肤刺激

包括在皮肤表面热敷(湿热疗法)和冷敷。其他方法还有按摩、按压、振动按摩,可帮助病人身体放松,分散疼痛的注意力。这些方法均为无创性疗法,老年人和家属较易于掌握。

(1) 热敷。

用热水袋、湿热敷布、电热垫等,热敷时必须将热水袋认真包好,预防烫伤。接受放射治疗的病人不要在放疗部位使用热疗。在皮肤热疗对缓解肌肉痉挛无效的情况下,可用冷疗。

(2) 冷敷。

可使用冰袋、冰水中浸泡的毛巾以及市售的化学凝胶冰袋等。冰袋使用时一定要密封好,防止漏水,还应能适于身体外形,应用时要保持舒适和安全的低温,同时要尽量包好,避免直接刺激皮肤。冷敷时间要少于热敷的时间,一般不超过 15 min。

放疗损伤过的组织、疼痛的关节不能用冷疗,有血管收缩后症状加重的情况禁用冷疗,如周围血管病、雷诺现象等。

(3) 按摩。

按摩是一种较舒适的肌肉放松疗法,易于缓解一般的酸痛和疼痛,特别适用于治疗期间与活动受限有关的疼痛。按摩还可通过增强特定部位皮肤血液循环来减轻疼痛。按摩不能锻炼衰弱的肌肉,因此不要用按摩代替有行走能力的病人的活动与锻炼。

第四节　老年人疼痛的预防

一、三叉神经痛的预防

(一) 饮食要有规律,宜选择质软、易嚼食物

因咀嚼诱发疼痛的老人,要进食流食,切不可吃油炸物,不宜食用刺激性、过

酸、过甜食物以及寒性食物等。

　　饮食要营养丰富,平时应多吃含维生素丰富及有清火解毒作用的食品;多食新鲜水果、蔬菜及豆制类,少食肥肉、多食瘦肉,食品以清淡为宜。不吃刺激性的食物,如洋葱等。

(二)动作宜轻柔

　　吃饭、漱口、说话、刷牙、洗脸动作宜轻柔,以免诱发扳机点而引起三叉神经痛。

(三)注意保暖

　　注意头、面部保暖,避免局部受冻、受潮,不用太冷、太热的水洗面;平时应保持情绪稳定,不宜激动,不宜疲劳熬夜、常听柔和音乐,心情平和,保持充足睡眠。

(四)保持心情愉悦,增强体质

　　保持精神愉快,避免精神刺激;尽量避免触及"触发点";起居规律,室内环境应安静,整洁,空气新鲜,同时在卧室不受风寒侵袭。适当参加体育运动,锻炼身体,增强体质。

二、颈肩部疼痛的预防

(一)保持良好的心态

　　长期压抑感情,遇事不外露,多愁善感的人易患神经衰弱,神经衰弱会影响骨关节及肌肉休息,长此以往,颈肩部容易疼痛。所以,要经常保持乐观向上、好心情。

(二)注意保暖

　　冬天来临时注意颈肩部保暖是最重要的,夏天时不要用电风扇和空调直接对着人吹,乘车或运动时注意颈部保护,避免急拐弯、急刹车或突然转颈。

(三)防止酗酒

　　酒精会影响钙质在骨上沉积,使人们易患骨质疏松症、骨质软化症,加速颈椎退行性变。

（四）正确的坐姿和睡姿

中老年人不要躺着看书、看电视。特别是头颈，不要偏头耸肩，看书、操作电脑时要正面注视，保持脊柱的正直；睡觉时要选择合适的枕头，不宜过高或过低，一般枕头以 10 厘米的高度为宜。

（五）多运动

加强颈肩部肌肉的锻炼，可做一做头及双上肢的前屈、后伸及旋转运动，既可缓解疲劳，又能使肌肉发达，韧度增强，有利于颈段脊柱的稳定性，增强颈肩顺应颈部突然变化的能力。爬山、游泳对预防颈椎病效果较好。

三、腰背部疼痛的预防

（一）纠正不良坐姿

许多老人出现腰酸背痛的原因之一就是不良坐姿，老人长时间保持一种坐姿或者不正确的坐姿（跷二郎腿）都容易诱发腰背部肌肉劳损，使腰酸背痛频繁发生。建议老人应及时纠正不良坐姿。

（二）多摄取钙质

老人身体内钙质流失很大，容易在寒冷天气出现腰酸背痛。建议老人多摄取钙质，还要多晒太阳，促进钙质的吸收。

（三）选择硬板床

老人自身脊柱弯曲度容易发生屈曲，选择硬板床进行休息可以避免脊柱处于不正常的弯曲姿态，预防腰酸背痛的发生。

（四）穿软鞋防震

即使不做重体力活，普通的站立和行走也会给老年人的腰椎带来巨大压力。如果选择硬底鞋，鞋跟敲打路面引起的冲击波会传递到骨骼，使老人的腰痛加重。因此，老年朋友适宜选择松软、弹力好的软底鞋，呵护腰部免受震动。需要注意的是，老人脚后跟脂肪减少，脚部重心后移，无跟软鞋会引起足踝损伤和慢性劳损。因此，软底鞋以带一点跟为宜。

（五）注意腰部保暖

腰部保暖对老人十分重要,很多老人在受凉后会出现腰痛、腰部发沉的症状。天冷时备件棉坎肩,夏天可多穿件背心,如果觉得热,也可以换用护腰,材质要通气透汗;老人的衣服最好是长款的,以免弯腰的时候把腰露出来;洗澡后要及时把腰部擦干,避免受凉;此外,闲暇时搓热手掌、摩擦腰部,也能缓解腰痛。

四、骨关节疼痛的预防

（一）积极消除或避免致病因素

（1）居住的环境要避免阴冷、潮湿。室内应保持干燥、温暖,床不要摆放在通风口。不可使关节过度负重、受潮、受凉。

（2）避免久站、久坐,不要让关节保持某种体位时间过长。

（3）消除关节劳损的因素:肥胖病人适当减肥,多坐车,少行走,少登山、爬楼梯等。根据具体情况在病情允许的范围内进行正确、适当的体育锻炼,以改善神经、肌肉与骨关节的新陈代谢,延缓其衰老进展的速度。进行有关肌肉锻炼可以增加关节稳定性,不仅能缓解关节疼痛,还能防止病情进一步发展并有利于病情的恢复。穿戴护膝或弹性绷带,对保护膝等关节十分有益。

（二）运动疗法

患有骨关节炎的老人的锻炼要一分为二,正确、适当的锻炼,可以预防、延缓和减慢骨性关节炎的进程。有益的锻炼包括:游泳、散步、骑脚踏车、仰卧直腿抬高、抗阻力训练及不负重位关节的屈伸活动。而不正确的过度锻炼可加重骨关节炎。有害的运动是指增加关节扭力或关节面负荷过大的训练,如爬山、爬楼梯或下蹲起立等活动。

适当的运动锻炼对保持和改善关节活动以及增强受累关节肌力相当有利。以主动不负重练习为主,先做增强肌力的练习,再逐渐练习增加关节活动度。

1. 直腿抬高练习

仰卧,患膝伸直抬高30～40 cm,足跟相当于健侧足尖的高度,尽量维持在这个体位,坚持不住时可放下休息相同的时间,以上算一次。然后重复练习,每组10～15次。每天2次。如果可坚持1 min以上,可进行负重直腿抬高练习。

2. 负重直腿抬高练习

动作同上,在足背上应担负一定的重量,可从1 kg开始,逐渐增加到5 kg,如果可坚持 1 min 以上,可进行下一步练习。

3. 负重短弧练习

坐在床边,患膝下面垫一枕头,使之屈膝 30°,患足负重从 5 kg 开始,逐渐增加到 10 kg,做抬腿伸直练习,如果可坚持 1 min 以上,可进行下一步练习。

4. 负重长弧练习

坐在床边,屈膝 90°,小腿下垂,患足负重从 10 kg 开始,逐渐增加到 20 kg,做抬腿伸直练习,如果可坚持 1 min 以上,则生活和工作基本可以达到正常。

五、带状疱疹疼痛的预防

(一)增强体质,提高抗病能力

老年人应坚持适当的户外活动或参加体育运动,以增强体质,提高机体防御疾病的能力。

(二)预防感染

感染是诱发本病的原因之一。老年老人应预防各种疾病的感染,尤其是在春秋季节,寒暖交替,要适时增减衣服,避免受寒引起上呼吸道感染。此外,口腔、鼻腔如有炎症应给予积极治疗。

(三)防止外伤

外伤易降低机体的抗病能力,容易导致本病的发生。因此老年人应注意避免发生外伤。

(四)避免接触毒性物质

尽量避免接触化学品及毒性药物,以防伤害皮肤,影响身体健康,降低机体抵抗力。

(五)增进营养

老年人应注意饮食的营养,多食豆制品、鱼、蛋、瘦肉等富含蛋白质的食物及新鲜的瓜果蔬菜,使体格健壮,预防发生与本病有直接或间接关系的各种疾病。

(六)初期处理

使用止痛药可以暂时缓解疼痛,服用维生素 C 及 B 族维生素能够增强免疫系统及神经的功能,或可以服用氨基酸,因为氨基酸可能对抑制疱疹病毒的扩散有帮助。

（七）冷敷

不要随便用药,用药不当会刺激皮肤,延迟复原。比较稳妥的办法是用毛巾蘸冷水敷疱疹患部。要避免高温。

第七章　老年人压力性损伤照护

　　压力性损伤,又称压力性溃疡、压疮、褥疮,是常见的慢性难愈性创面,多见于长期卧床或坐轮椅的患者。近年研究表明,压疮的发病率和患病率一直居高不下。美国的一项全国性普查指出压疮的患病率为 9.2%～15.5%;英国一项多中心研究发现社区压力性损伤的发生率可高达 7.7%。据国外资料统计:养老院的老年患者压力性损伤发病率高达 23%,社区及家庭压力性损伤的发生率可达 20%～50%。我国也已迈入老龄化社会,随之而来的压疮的发病率和患病率也将有所增加。国家卫生健康委员会发布的《2019 年国家护理质量报告》指出:2018 年我国二级及以上医院住院患者院内压力性损伤发生率中位数为 0.03%,2 期及以上压力性损伤发生率中位数为 0.02%。压力性损伤严重影响患者的生活质量,延长住院时间,加重病情,增加家庭和社会经济负担,消耗大量医疗资源,甚至导致患者死亡。因此,老年人压力性损伤的预防、治疗及康复护理成为未来老年护理的重点内容之一。

第一节　老年人压力性损伤的危险因素

　　影响压力性损伤的发病因素众多,目前已证实其与年龄、营养状况、活动及感觉能力、意识状况、局部皮肤情况及合并症等多种因素相关。在此,本书将按照患者自身因素、护理因素等几方面来对影响老年人压力性损伤的危险因素进行分类。

一、自身因素

自理能力较低的老年人的运动感觉功能减弱,血液循环不良,皮肤弹性下降,皮肤变薄,屏障功能减弱,更易发生压力性损伤,并且不容易愈合。国内学者研究证实,压力性损伤发病率与年龄呈正相关。老年人通常会合并低蛋白血症,毛细血管通透性增加,机体组织水肿表现更为明显,水肿会导致组织氧合及营养供给障碍,代谢减慢,抵抗力下降,容易发生压力性损伤。

二、照顾者护理因素

长期居家的老年人长期卧床,自理能力缺乏,家人通常把护理重点放在疾病的观察上,忽视压力性损伤发生的潜在危险,观察不到位,经验不足,缺乏相关的知识技能,没有对患者皮肤进行全面评估及不能够及时进行改变体位、清洁皮肤等干预,是造成患者发生压力性损伤的重要因素。

三、局部皮肤物理刺激

(一)潮湿刺激

由于长期卧床,老年人容易发生肺部感染、尿路感染,患者体温升高、多汗使患者皮肤处于潮湿状态。在潮湿的环境下,患者发生压力性损伤的危险性会增加5倍。潮湿可削弱皮肤角质层的屏障作用,有利于细菌入侵及繁殖,导致皮肤抵抗力下降。如果不能及时更换潮湿的被单、衣服,皮肤长时间被浸渍,很容易发生皮肤破损。

(二)局部压力刺激

老年患者自理能力下降,经常处于被动体位,老年人半卧位时,身体容易下滑,尤其是在45°时,会增加骶骨部位剪切力,加之患者活动与感觉能力受阻,对疼痛、长期受压反应迟钝,所需营养长期得不到满足,导致压力性损伤发生。

第二节　老年人压力性损伤的表现

一、压力性损伤的临床表现及分类

2019版《压疮/压力性损伤的预防和治疗：临床实践指南》（以下简称"指南"）中将压力性损伤分为1期、2期、3期、4期、不可分期、深部组织损伤期这个常用的分类系统。另外，指南中还提出了黏膜压力性损伤的评估分级急需发展的重要观点。

（一）常用分类系统

1. 1期压力性损伤：皮肤完整，出现指压不变白的红斑

1期压力性损伤是指皮肤完整，局部出现指压不变白的红斑，在深色皮肤表现可能不同。指压变白的红斑或者感觉、温度或硬度改变可能早于皮肤可视性变化。其中，皮肤颜色变化不包括紫色或栗色改变，它们可能提示深部组织压力性损伤，如图7.1所示。

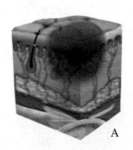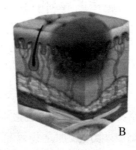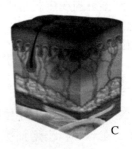

A　　　　　　　　　　　B　　　　　　　　　　　C

图7.1　1期压力性损伤，皮肤出现指压不变白的红斑

A：创面局部水肿；B：浅色皮肤上1期压力性损伤的红斑比较明显；

C：对深色皮肤而言，1期压力性损伤的红斑相对不太明显，需要仔细甄别。

2. 2期压力性损伤：部分皮层缺损伴真皮层外露

2期压力性损伤是指部分皮层缺损伴真皮层外露。创基是有活性的、粉色或红色、湿润，也可表现为完整或破损的浆液性水疱。脂肪及深部组织没有外露，也没有肉芽组织、腐肉或焦痂。此期损伤通常是由于局部不良的微环境、骨盆和足跟部位皮肤受到剪切力所致。此期压力性损伤不能用于描述失禁性皮炎，皮肤皱褶处皮炎等潮湿环境相关性皮肤损伤、医用胶黏剂相关性皮肤损伤或皮肤裂伤、烧伤、擦伤等创伤性创面,如图 7.2 所示。

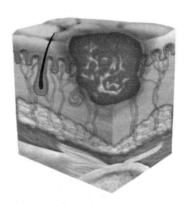

图 7.2 2 期压力性损伤,部分皮层缺损伴真皮层外露

3.3 期压力性损伤:全层皮肤缺损

3 期压力性损伤是指全层皮肤缺损,脂肪组织外露,通常可见肉芽组织或创缘内卷,局部也可有腐肉和(或)焦痂。组织损伤的深度因解剖部位而异,脂肪组织丰富的部位可能创面会更深。可能会出现潜行腔隙和窦道,没有筋膜、肌肉、肌腱、韧带、软骨和(或)骨的外露。如果腐肉或焦痂掩盖了组织缺损程度,就是不可分期的压力性损伤。3 期压力性损伤创面由于皮肤全层的破坏,其上皮化有赖于创面周边上皮细胞向创面的迁移,如果出现创缘内卷,势必会影响到创面的上皮化和最终愈合。依据创面处理的 TIME 原则,其中重要的一个环节就是处理创面边缘,以形成一个有利于上皮细胞迁移和上皮化的界面。如图 7.3 所示。

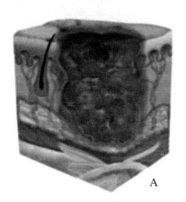
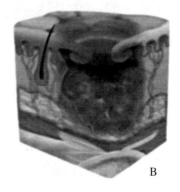

图 7.3 3 期压力性损伤,全层皮肤缺损

A:皮肤全层缺损,深达脂肪层;B:常伴有创缘内卷。

4.4 期压力性损伤：全层皮肤和组织缺损

4 期压力性损伤是指全层皮肤和组织缺损形成的溃疡，伴有可见或可触及的筋膜、肌肉、肌腱、韧带、软骨或骨外露，局部也可有腐肉和（或）焦痂。通常伴有创缘内卷、潜行腔隙和（或）窦道。溃疡深度因解剖部位而异。如果腐肉或焦痂掩盖了组织缺损程度，就是不可分期的压力性损伤。如图 7.4 所示。

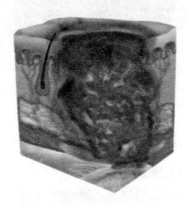

图7.4 组织 4 期压力性损伤，创面深达筋膜、肌肉、肌腱或骨

5. 不可分期的压力性损伤：损伤程度不明的全层皮肤和组织缺损

不可分期的压力性损伤是指虽然有全层皮肤和组织缺损，但是由于局部有腐肉和（或）焦痂覆盖，缺损程度难以确定，如果去除了腐肉和（或）焦痂，就能明确是 3 期或是 4 期压力性损伤。足跟或缺血肢体的稳定焦痂（干燥、黏附紧密、完整、无红斑或波动感不应该软化或去除。如图 7.5 所示。

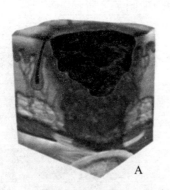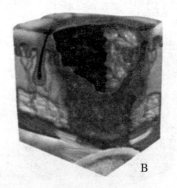

A   B

图 7.5 不可分期的压力性损伤，损伤程度不明的全层皮肤和组织缺损
A：创面被黑色焦痂覆盖，无法判定缺损程度；
B：创面被腐肉和（或）焦痂覆盖，缺损程度无法确定。

6. 深部组织压力性损伤：持续指压不变白的深红色、栗色或紫色

深部组织压力性损伤是指皮肤完整或不完整，局部呈现持续指压不变白的深红色、栗色、紫色，或表皮分离后可见黑色创基或充血的水疱。疼痛和温度改变往往早于皮肤颜色变化。深色皮肤的颜色改变可能会有所不同。此种损伤是由于骨骼－肌肉交界面受到强烈和（或）持续的压力和剪切力所致，其可迅速进展并暴露组织损伤的实际程度，也可能溶解吸收而不出现组织缺损。如果可见坏死组织、皮下组织、肉芽组织、筋膜、肌肉或其他深层组织，那么就是皮肤全层的压力性损伤（不可分期、3 期或 4 期）。此种损伤不能用于描述血管性、创伤性、神经性或皮肤病相关性的创面。如图 7.6 所示。

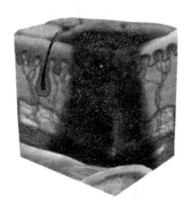

图 7.6　深部组织压力性损伤，创面表现为持续
指压不变白的深红色、栗色或紫色

（二）附加的压力性损伤的定义

2014 年《国际性压疮防治指南》中，已经提到了医疗器械相关性压疮和黏膜压疮，并给予了相应的防治建议，2019 版《压疮/压力性损伤的预防和治疗：临床实践指南》中给出了医疗器械相关性压力性损伤和黏膜压力性损伤的明确定义，强调了它们在临床中的角色地位。

1. 医疗器械相关性压力性损伤

医疗器械相关性压力性损伤是病因学描述，它是由于使用了诊断或治疗的相关器械所致，其外观表现和医疗器械的样式或形状相符合。此种损伤应该使用上述分期系统进行分类。从临床工作中发现，医疗器械相关性压力性损伤并不少见。研究表明，在医院获得性压力性损伤中，医疗器械相关性压力性损伤的比例可以高达 27.9%，ICU 等特定单元中的发病率会更高。有鉴于此，将医疗器械相关性压力性损伤明确定义并加以强调，具有非常重要的临床意义。

2. 黏膜压力性损伤

黏膜压力性损伤是指由于使用医疗器械所致的局部黏膜部位的损伤。由于损伤部位的解剖特点,这些溃疡不能进行分期。

黏膜压力性损伤可以认为是特定部位的医疗器械相关性压力性损伤,这些部位包括鼻黏膜、口腔黏膜、阴道黏膜等,虽然这种损伤不能进行相应的分期,但是其总的防治原则和其他压力性损伤有一致之处,也值得人们在临床中关注。

二、老年压力性损伤的易发部位

自理能力重度依赖的老年患者,压力性损伤部位发生与体位有关,仰卧位好发于枕骨粗隆、肩胛部、肘部、骶尾部、足跟;侧卧位好发于耳郭、肩峰、肘部、髋部、膝关节内外侧、踝关节内外侧;坐位好发于坐骨结节处;俯卧位好发于额头、下颌、肩部、乳房、肋缘、髂嵴、膝、脚趾。特别是身体下垂部位水肿的患者,局部受压后更容易出现皮肤破损。

第三节　压力性损伤的护理

一、压力性损伤的评估

针对高危人群采取提供针对性的预防措施,减少压力性损伤发生率,同时为临床护理措施的实施提供一定的指导。一项 Cochrane 的系统综述分析了多项随机对照试验(RCT),结果显示结构化压疮风险评估工具有助于节约时间,并能对患者的压疮风险进行标准化量性评估,对压疮风险程度进行分级,指导临床护士根据不同风险程度采取不同的预防措施。

(一) 常用成人压疮风险评估工具及其优缺点

1. Braden 量表

Braden 量表是临床上广泛使用且操作简便的压疮风险评估工具之一。包括 6 个危险因素:感知觉、湿度、移动力、活动力、营养状况、摩擦力和剪切力。不同危险因素分别使用 3 级或 4 级 Likert 评分,每项的分值都有文字描述以保证评估的客观性。累计分值用来确认患者的压疮风险程度,包括:低度、中度、高度。自 Braden 量表研制成功以来,它已在各国得到广泛的应用,国内研究者也将 Braden 量表应用于临床各科室,如内科、外科、重症监护室、老年科、急诊科等,研究者普遍认为 Braden 量表具有较好的预测效果。但也有研究认为,Braden 量表用于手术期间患者的压疮危险因素评估时有一定局限性。

2. Norton 量表

Norton 量表也是临床上广泛应用的压疮风险评估工具之一。采用 Likert4 级评分,用于评估压疮的 5 个危险因素:身体状况、精神状况、活动力、移动力、失禁情况,累计分值用以评估患者的压疮风险程度。一般认为,Norton 量表最初是针对老年患者的压疮风险评估的,目前可应用于包括老年患者在内的所有住院患者,但也有研究发现,对于脊髓损伤并截瘫患者,其预警作用并不明显。

3. Waterlow 量表

2005 年修订的 Waterlow 量表较 Braden 量表和 Norton 量表更为复杂,包括 9 项临床指标:体质量指数、皮肤类型、性别和年龄、营养不良筛查、控便能力、活动能力、组织营养不良、神经功能缺陷、大手术或创伤,每类指标包含相应的描述以及对应的分值。使用累计分值用来识别压疮危险、高度危险以及极高危险的患者。虽然 Waterlow 量表应用于临床压疮风险评估的时间较短,但已被越来越多的临床护士所接受并使用。有国内研究者认为,Waterlow 量表对于老年患者压疮风险的预测效果较好,可作为国内老年压疮风险评估的重要工具。

二、压力性损伤的治疗

2019 版《压疮/压力性损伤的预防和治疗:临床实践指南》指出压力性损伤的治疗措施主要是针对其危险因素制定的。

(一)压力性损伤评估与愈合监测

指南强调对进行了适当的局部伤口护理、压力再分配和营养支持的压力性损伤,若 2 周内没有愈合迹象,需要对患者进行全面的重新评估,并且在测量压力性损伤大小和面积时,采用相同的方法以便对不同时间的测量结果进行有意义的比较。建议制定与患者意愿一致的治疗目标,同时考虑照护者提供的信息,并以此制定相应的治疗计划。指南指出在对姑息患者/临终关怀患者设定治疗目标时,根据患者意愿,可以制定提高生活质量的目标而不是压力性损伤创面的愈合。

(二)疼痛评估和治疗

压力性损伤为患者带来最直接的影响是伤口疼痛,指南强调需对压力性损伤患者进行全面的疼痛评估,除使用疼痛评估工具外还需关注患者的肢体语言,在为患者翻身时尽量减轻患者伤口处的疼痛,也可采用湿性愈合原则,在伤口处使用预热至室温的吸收能力好的敷料以减轻疼痛感。指南建议使用非药物治疗作为减轻压力性损伤疼痛的首要方法,包括与患者交谈、冥想法和音乐疗法等,必要时可考虑使用阿片类药物处理伤口处的急性疼痛或定期使用镇痛药控制疼痛。

(三)清洗与清创

对于压力性损伤,清洗和/或清创有利于创面的愈合,指南建议清洗压力性损伤和创面周围的皮肤,对怀疑或已有感染的创面使用有抗菌作用的清洗剂。指南强调除非是创面出现感染,否则不要破坏缺血型四肢和足跟稳定、坚硬、干燥的焦痂,也强调需清除失活的组织和疑似或已确认的生物膜,持续清创直至创面覆盖新的肉芽组织。

(四)感染和生物膜

对于压力性损伤的创面感染和生物膜覆盖,最重要的是及时发现,尽早对症处理,从而促进创面愈合。指南指出,若出现以下现象则高度怀疑局部感染:创面愈合延迟,适当治疗后2周没有愈合迹象,创面深或面积大,伤口破裂,存在坏死组织,肉芽组织易碎,伤口床出现袋状或桥接,渗出物增多或性状改变,周围组织温度升高,疼痛,恶臭。出现以下现象则高度怀疑创面有生物膜:适当抗生素治疗后仍无法愈合,抗生素治疗无效,最佳治疗后仍延迟愈合,渗出物增多,肉芽组织变差或增生易碎,轻度红肿或轻度慢性炎症,继发感染指征。

(五)治疗压力性损伤的伤口敷料

伤口敷料可以用作压力性损伤的预防和治疗,应根据压力性损伤的分期和渗出液的量选择治疗性的伤口敷料。新指南建议对非感染的2期压力性损伤使用水胶体敷料、水凝胶敷料或聚合物敷料;伴有少量渗出液的3期或4期压力性损伤使用水凝胶敷料;伴有中度渗出液的3期或4期压力性损伤使用藻酸钙敷料;伴有中/重度渗出液的2期或更高分期的压力性损伤使用泡沫敷料;伴有高渗出液的压力性损伤使用高吸收性的敷料;在不能使用高级伤口敷料时,仍应遵循湿性愈合原则,使用湿润的纱布保持伤口湿润环境,透明薄膜敷料固定伤口敷料。

(六)治疗压力性损伤的其他措施

对压力性损伤的治疗还包括生物敷料、生长因子的使用,生物物理学治疗和手术治疗。在生物敷料主题中,新指南新增 1 条推荐意见:考虑对难愈合的压力性损伤使用胶原蛋白敷料,以提高治愈率,减轻伤口炎症。指出胶原蛋白敷料是动物制剂产品,使用时需考虑个人意愿,同时其不适用于有干结焦痂的压力性损伤。在生物物理学治疗主题中,建议实施脉冲电流电刺激促进顽固的 2 期、3 期或 4 期的压力性损伤的愈合,但根据临床护理情境,脉冲电流电刺激可能不是治疗的首要方法,且该方法应由经过培训的专业人员操作或监督。

第四节　压力性损伤的预防

一、风险因素与风险评估

指南强调对具有压力性损伤史或压力点疼痛的老年人及时评估的重要性。特别对于具有糖尿病史且移动受限、活动受限、承受摩擦力和剪切力大的老年患者进行压力性损伤风险因素的筛查,并制定基于风险的预防计划。

二、皮肤和组织评估

皮肤和组织的评估方法随着现代医学技术的不断发展也不断进行革新。指南中推荐可以使用皮下湿度/水肿测量装置作为常规临床皮肤评估的辅助方法,同时也可以利用超声、激光多普勒血流测定等影像学技术实现对皮肤进行准确的评估。另外,针对肤色给压力性损伤评估带来不便,指南建议在评估颜色深的皮肤时,将皮肤温度和皮下湿度作为重要的辅助评估策略,并密切观察受检部位的水肿、硬度和疼痛变化,也可考虑使用颜色图标对肤色进行客观评估。

三、预防性皮肤护理

预防性皮肤护理方案仍包括:保持皮肤清洁并适当保湿,大小便失禁后立即清洁皮肤,避免使用碱性肥皂和清洁剂,使用隔离产品保护皮肤不受潮,避免用力摩擦皮肤,并建议使用高吸收性尿失禁产品、低摩擦系数的纺织品以及硅胶泡沫敷料保护有压力性损伤风险的皮肤。

四、压力性损伤预防的具体措施

(一)营养

老年人的营养状态应该作为预防压力性损伤发生的重要措施之一。详细的营养问题建议咨询专业的营养师或查询权威的营养指南,而对于口服不能满足营养需求的老年患者,建议根据患者个人意愿和护理目标,讨论肠内或肠外营养对预防压力性损伤发生的益处和危害,以及对压力性损伤治疗的益处和危害。指南推荐了一部分经过验证研究的营养筛选工具,包括微型营养评估(Mini Nutrition Assessment,MNA)、营养不良通用筛检工具(Malnutrition Universal Screening Tool,MUST)、营养风险筛查2002(Nutrition Risk Screening 2002,NRS 2002)等。

(二)体位变换和早期活动

老年患者的翻身频率应个性化,需根据个人的活动水平、灵活性,独立进行体位变化的能力,皮肤和组织耐受性,总体健康状况,整体治疗目标,舒适感和疼痛感来确定。对老年患者实施体位变换时,应使所有骨隆突处的压力最小化,并使压力得到最大限度地重新分配,并强调对足跟的释压,避免患者与医疗设备直接接触,保证患者在侧卧位时骶尾部和大转子不受压。实时直观监测患者皮肤与支撑面间的压力分布,可能有利于对压力性损伤的预防。同时,指南提出考虑使用床旁压力图作为可视化工具指导体位变换,但该项目仍需进一步的研究。对于卧床的老年患者,指南明确提出30°侧卧位优于90°侧卧位,且保持患者床头尽可能平放,鼓励可以自主进行体位变换的患者以20°~30°的侧卧位睡觉,必须抬高床头时(如预防呼吸机相关性肺炎),保持30°或更低的高度。指南也鼓励长期卧床的患者在合适的椅子或轮椅上就座,但时间不能过长。

(三)足跟的压力性损伤

足跟部是压力性损伤最常见的部位之一,临床中应予以重视。新指南建议对足跟有压力性损伤风险和(或)有1期、2期压力性损伤的患者,使用专门设计的足跟悬挂装置、枕头或泡沫垫悬置足跟,而对于足跟有3期或更严重的压力性损伤患者,只建议使用专门设计的足跟悬挂装置抬高足跟,这几种方法都需使足跟完全减压,使压力沿着小腿分散,从而不会对跟腱和腘静脉产生压力。使用枕头或泡沫垫是最简单抬高足跟的方法,而对于躁动、痴呆的老年患者,使用足跟悬挂装置可能更有用。指南中提出预防足跟压力性损伤新的辅助措施——预防性敷料,指出在可行的情况下,对足跟有压力性损伤高风险的老年患者尽早使用预防性敷料,且强调该措施只是预防足跟压力性损伤的辅助方法,仍需抬高患者足跟,每天评估足跟处皮肤。

(四)支撑面

对有压力性损伤风险的老年患者,考虑使用反应性空气床垫或覆盖物,有研究指出不同支撑面可能对患者皮肤的保护有着不同的效果,这些支撑面的材料包括医用级别的羊皮、空气流化床等。另外,指南指出对转运途中已存在或有压力性损伤风险的老年患者,考虑使用压力再分配的支撑材料。

(五)器械相关性压力性损伤

指南扩大了器械相关性压力性损伤的范围,不局限于医疗器械导致的压力性损伤,也包括手机、笔等日常用品导致的压力性损伤,即"器械相关性压力性损伤"。指南指出要定期监测医疗器械的松紧度,如果患者病情允许,可询问患者的舒适度,同时建议使用预防性敷料降低医疗器械相关压力性损伤风险,并强调不要在医疗器械下方使用过多的预防性敷料而增加医疗器械处的压力。指南首次提出在进行氧疗时,在保障安全的情况下,建议采用面罩和鼻塞交替给氧的方式以降低鼻、面部压力性损伤程度。

(六)健康教育

压疮的发生不仅给老年患者的健康带来威胁,还严重影响其生活质量。对老年患者及其照顾者进行压疮预防相关健康教育,告知发生压疮的危险性和危害性,教会其皮肤检查和自我护理的方法、改善营养的方法、安置和变换体位技巧、有效运用减压设施和敷料的注意事项等,有针对性地进行预防压疮的健康教育,使其采取有效方法预防或减少压疮十分重要。但健康教育的内涵和形式还须进一步研究。

第八章　老年人瘙痒症照护

老年人瘙痒症是老年人群中常见而高发的皮肤疾病。皮肤瘙痒症在皮肤科临床常见,女性多于男性,亚洲人多于白种人,秋冬季节发病更为常见。其发病率随年龄增加而逐渐升高。作为老年人最常见的皮肤疾患,我国尚缺乏相关流行病学数据。国外流行病学研究显示,65 岁以上门诊患者发病率为 12%,85 岁以上老人发病率为 20%。瘙痒症在一年四季都有可能发生,但秋冬季节尤为严重,春天随着天气变暖会逐渐减轻或消失。瘙痒症所引起的瘙痒通常呈阵发性,在夜间会更为严重,这会造成老年人出现奇痒难忍、睡眠剥夺等症状,严重影响老年人的身心健康,极大降低老年人的生活质量。因此,老年人瘙痒症照护具有重要意义。

第一节　老年人瘙痒症的危险因素

根据《老年皮肤瘙痒症诊断与治疗专家共识(2018 版)》的定义,年龄≥60 岁、仅有皮肤瘙痒而无明显原发疹、每日或几乎每日瘙痒持续 6 周以上为老年皮肤瘙痒症。老年皮肤瘙痒症可累及全身或局部皮肤。欧洲将老年皮肤瘙痒症定义为发生在≥65 岁老年人的不同程度瘙痒。

一、老年瘙痒症的危险因素

引发老年皮肤瘙痒的原因通常为皮肤源性、系统性、神经源性及精神源性等,还与老年患者年龄、生理及代谢特点有关。

（一）免疫衰老

老年人由于幼稚 T 细胞逐渐缺失,免疫系统普遍具有促炎症反应以及 T 细胞、B 细胞功能异常两大特点。表现为一些病人更加敏感或者出现明显的辅助性 T 细胞 2(Th2)优势。相关的细胞因子主要包括白介素 2(IL-2)、白介素 6(IL-6)以及白介素 31(IL-31)。

（二）老年皮肤屏障功能受损

皮肤屏障是皮肤角质层的组织结构,由角蛋白和中间丝相关蛋白终末分化而形成的角质细胞套膜和细胞间脂质组成"砖墙结构"。皮肤屏障受损,皮肤不能阻止潜在的抗原,使细胞因子释放,启动皮肤屏障修复过程中的促炎过程,导致瘙痒发生。

（三）老年神经病变

老年人感觉神经病变可引起泛发性瘙痒,以糖尿病周围神经病变最为常见;神经病变也可以引起局限性瘙痒症,以肛门生殖器部位最为常见。在这类患者中,绝大多数患者均可检查出腰骶神经根病变。

二、老年瘙痒症的发病机制

瘙痒症的发病机制不明,引起炎性皮肤瘙痒的化学介质组胺、5-羟色胺等与本病无关,可能是皮肤中少量纤细传入纤维的局限性兴奋,中枢抑制性神经元的异常变化以及类阿片性肽能通路所致。病因繁多,与机体内、外因素有关,内因有老年性皮肤病、肝脏疾病、肾脏疾病、内分泌与代谢性疾病、恶性病变与血液病、神经精神疾病等;外因有药物、食品、感染、毒品、温度与季节变化、化纤或毛料产生的静电等。

（一）内部因素

全身性瘙痒症的内因多与某些系统性疾病有关,常见的有:
(1) 神经精神因素。如神经衰弱、大脑动脉硬化。
(2) 内分泌系统疾病。如甲状腺功能亢进、甲状腺功能减退、糖尿病。
(3) 血液系统疾病。如贫血、白血病、霍奇金病。
(4) 泌尿系统疾病。如肾炎、膀胱炎、尿毒症。

（5）肝胆疾病。如阻塞性黄疸。

（6）其他。如习惯性便秘、蕈样肉芽肿、类风湿性关节炎、风湿热、结核病、肠寄生虫病、药物反应、妊娠以及烟、酒和辛辣食品等都有可能诱发瘙痒症。

（二）外部因素

全身性瘙痒症的外因与外来刺激有关，冬季与夏季患有瘙痒症的老人对气温的变化常极为敏感，冬季气候寒冷、皮肤干燥；夏季炎热、皮肤多汗，均可诱发本病使症状加重。化纤毛织品的衣服、碱性过强的肥皂、外用药物及接触各种化学物品也可诱发本病。皮肤萎缩、皮脂腺及汗腺分泌功能减退、洗浴过频引起皮肤干燥，都可成为全身性瘙痒症的致病因素。老年人的皮肤萎缩明显，皮脂腺、汗腺分泌功能降低，以致失掉应有的油性、润性，皮肤干燥，伸展性、弹性、回缩性变差，皮肤角质的水分减少，易引起皮肤瘙痒。

第二节　老年人瘙痒症的表现

一、临床类型与分类

瘙痒症一般分为全身性与局限性两种类型。

局限性瘙痒症的病因有时与全身性瘙痒症相同。如糖尿病，既能引起全身瘙痒症，也可引起局限性瘙痒症。

（一）肛门瘙痒症

多与患痔疮、肛瘘、肛裂、腹泻、便秘、念珠菌病（尤多见于肥胖、糖尿病和长期使用广谱抗生素治疗后）、用肥皂等过频洗浴导致局部刺激或药物过敏、精神因素等有关；也可与蛲虫病、前列腺炎等有关。

（二）女阴瘙痒症

可与白带增多或因患阴道滴虫病、阴道真菌病、淋病等导致阴道分泌物增加有关；儿童因患蛲虫病；与用肥皂等过频洗浴导致局部受刺激有关；与阴虱、肥胖、糖尿病、精神因素和性生活紊乱等有关。女阴瘙痒症患者大多为绝经期前后的妇女，可能与内分泌失调、性激素水平低下及更年期自主神经功能紊乱等有关，老人常伴有多汗、情绪不稳定以及失眠。

（三）阴囊瘙痒症

可因局部潮湿、温热、摩擦刺激或精神因素等所致。

二、辅助检查

（一）初步检查

血常规、C 反应蛋白、血沉、肝功能、肾功能、乳酸脱氢酶（LDH）、促甲状腺激素（TSH）、空腹血糖。

（二）补充检查

对初步检查异常者，需进一步做针对性实验室和影像学检查，如肿瘤标记物等；对肛门皮肤瘙痒患者需要检查寄生虫、虫卵、直肠指检、前列腺特异抗原；对生殖器部位皮肤瘙痒或不明原因的皮肤瘙痒患者需要检查葡萄糖和进行糖耐量试验。

三、症状

（一）全身性瘙痒症

老年性瘙痒症多由于皮脂腺机能减退、皮肤干燥和退行性萎缩等因素引起；冬季瘙痒症常为寒冷所诱发，夏季瘙痒症常以温热为诱因。

（1）最初瘙痒症仅局限于一处，进而逐渐扩展至身体之大部或全身。

（2）瘙痒常为阵发性，尤以夜间为重。

（3）饮酒、情绪变化、被褥温度及搔抓摩擦，甚至某些暗示，都可促使瘙痒发作或加重。

（4）瘙痒的程度因人而异，有的轻微，时间短暂；有的剧烈，难以忍受，患者常不断搔抓，直至皮破血流有疼痛感觉时为止。

（5）常伴有因搔抓引起的条状表皮剥脱和血痂，亦可有湿疹样变、苔藓样变及色素沉着等继发皮损。

（6）有继发感染时，可发生脓疱疮、毛囊炎、疖病、淋巴管炎及淋巴结炎。

（7）有因瘙痒影响睡眠引起头晕、精神忧郁及食欲缺乏等神经衰弱的症状。

（二）局限性瘙痒症

发生于身体的某一部位，以肛门、阴囊及女阴等部位最为多见。

1. 肛门瘙痒症

多见于中年男性，女性亦可发病，患蛲虫病的儿童亦可患之。通常瘙痒仅局限于肛门及其周围的皮肤，有时亦可蔓延至会阴、女阴或阴囊的皮肤。因经常搔抓，肛门皱襞肥厚，亦可有辐射状皲裂、浸渍、苔藓样变或湿疹样变等继发性损害。

2. 阴囊瘙痒症

瘙痒大都仅限于阴囊，亦可波及阴茎、会阴及肛门。由于经常搔抓，亦会出现苔藓样变、湿疹样变或感染等继发损害。

3. 女阴瘙痒病

瘙痒部位主要在大阴唇和小阴唇，但阴阜、阴蒂及阴道黏膜亦常有瘙痒感。因不断搔抓，阴唇部常有皮肤肥厚及浸渍，阴蒂及阴道黏膜可有红肿、糜烂。

4. 其他部位

头部瘙痒症、腿部瘙痒症及掌趾瘙痒症也是较常见的局限性瘙痒症。遗传性局限性瘙痒症多见于 20～30 岁的妇女，有家族史。Comings 等曾报道一家族在几代的 15 人中有老人 8 例，其中 7 例为妇女，老人在右肩胛骨之内下方有 7 cm×12 cm 大小的皮肤发痒区，每天要剧烈搔抓 4～8 次。

（三）几种系统性疾病的瘙痒症状

除了搔抓引起的皮损外，瘙痒症的皮肤表现可以是一些系统性疾病的表现。这种老人不能按常规评价而需要多种考虑。应详细询问病史和进行体格检查，尤其要注意皮肤苍白、黄疸、淋巴结肿大、脏器肿大。

瘙痒作为主要主诉的疾病或情况包括：药物作用（如鸦片）、内分泌和代谢系统疾病（如甲状腺功能亢进、甲状腺功能减低）、骨髓系统疾病（如红细胞增多症、霍奇金病、骨髓发育不良综合征）、神经系统疾病（如脑脓肿、多发性硬化、脑梗死、肿瘤）、良性肿瘤综合征、丙肝、HIV、感染、尿毒症、寄生虫感染、阻塞性胆道疾病、怀孕、嗜酸粒细胞增多综合征、肥大细胞增多症、铁缺乏等。

1. 尿毒症性瘙痒

慢性肾衰竭目前是所有系统性疾病中与瘙痒有关的最常见疾病。1/4～1/3 没有透析的尿毒症老人表现有瘙痒，进行持续性血透的老人人数上升到 70%～80%。许多老人发现他们的瘙痒在透析过程中或之后最严重，最近的研究证实这与瘙痒代谢物的积累有关而不是对透析器械产生的过敏反应。尿毒症瘙痒的病因不明，但可能是多因素的，包括干燥症、继发性甲旁亢、异常肥大细胞增生症、内生鸦片类产物的改变、异常皮肤神经分布、组胺浓度增加。镁和维生素 A 在皮肤中的蓄积也可以引起瘙痒。

2. 肝性瘙痒

在 20%～25% 的黄疸老人中伴发皮肤瘙痒，无胆汁淤积的老人中少见。4% 无胆汁淤积的丙肝老人表现瘙痒，100% 的原发性肝硬化的老人患者有瘙痒症，一半患此病的老人首发的症状是瘙痒。虽然纯胆盐可以刺激皮肤引起瘙痒，降低血液中的胆盐浓度可以缓解胆汁淤积性瘙痒，但没有肯定的证据表明总胆盐或单独的胆盐浓度，而其在血液或皮肤内的浓度都与瘙痒的出现或消失有关。

其他理论提出胆盐合成过程中有瘙痒中间产物的蓄积，胆盐通过释放瘙痒物质对肝细胞膜有毒性，组胺释放激活肥大细胞，肝衰竭导致内生鸦片性物质的蓄积。

3. 血液系统疾病

30%～50% 患有红细胞增多症的老人常有针刺感，突然温度降低可以诱发，如在沐浴后。瘙痒症可以和疾病发展一起进展持续数年，治愈疾病常可以缓解瘙痒。虽然升高血浆或尿组胺水平，与嗜碱性粒细胞数量增加有关，2/3 的红细胞增多症都有此现象，但抗组胺治疗控制瘙痒效果不佳。铁缺乏伴或不伴贫血，也和瘙痒有关，一部分病情被控制的红细胞增多症或铁缺乏老人，补充铁可以抑制瘙痒。铁剂治疗在红细胞增多症中是最重要的，但在一般人群中不支持此种治疗方法。

4. 常见肿瘤性疾病

某些肿瘤可以伴发瘙痒，故无原因的长期、广泛瘙痒，应高度警惕恶性肿瘤存在的可能。其瘙痒情况差异很大，通常为重度瘙痒，时轻时重，严重时有烧灼感。

（1）霍奇金病。

霍奇金病（Hodgkin 病）是原发于淋巴结的恶性肿瘤。常见于男性，多发生于 20～40 岁。常首先侵犯淋巴结，仅 5%～9% 的病例发生于淋巴结以外的实质性器官或皮肤。淋巴结肿大、间歇性发热和剧痒为本病的三大症状。皮肤表现可为特异性，也可为非特异性。约 35% 的病例有瘙痒，往往是广泛剧痒，且可在皮疹发生或淋巴结肿大数日前出现。

本病的非特异性表现为表皮剥脱、红斑及由于瘙痒而引起的广泛苔藓样变，有时也可以呈红皮样变。有 5%～10% 的老人可出现特异性皮肤损害，主要表现为皮肤结节和斑块，并可发生溃疡，大多数是由肿瘤细胞经血行播散而形成的。30% 患霍奇金病的老人有瘙痒症，常在明确诊断前数年就有瘙痒。夜间重，从腿开始蔓延至全身。对于局部累及的疾病，瘙痒常局限在病变周围淋巴管分布的区域，广泛的瘙痒常见于有纵隔占位结节硬化型的霍奇金病。严重的广泛瘙痒症可能与严重的疾病有关。

(2)蕈样肉芽肿。

蕈样肉芽肿又称蕈样真菌病,或简称 MF,是一种低度恶性的 T 细胞淋巴瘤,原发于皮肤。临床上一般分 3 期,即红斑期、斑块期和肿瘤期。

① 红斑期:常以躯干、颈项或四肢广泛瘙痒为前驱症状或早期唯一症状。这种瘙痒常难以忍受,一般各种治疗均不能缓解,而且可能持续存在,甚至可长达 10 年,故严重瘙痒症对早期诊断本病有一定帮助。皮损早期表现为非萎缩性斑片和萎缩性斑片两类,以后也可以出现丘疹、苔藓样变、湿疹样变或银屑病样改变。

② 斑块期:又称浸润期,皮疹为浸润性斑块,不规则隆起,表面紧张、光亮、高低不平,泛发全身或局限于某些原有皮损部位。在此期内通常有明显瘙痒,除少数浸润可自行消退并留下色素沉着外,一般浸润损害常持续存在,甚至增生如疣状。

③ 肿瘤期:通常是在浸润损害的基础上逐渐出现肿瘤,此类肿瘤与其他类型淋巴瘤的肿瘤相同,不易区别。本病病程为慢性进行性,个体差异很大,有时病程可达数年乃至二三十年。最后,多数老人因恶病质及内脏广泛转移或继发严重感染而死亡。

皮肤瘙痒是一种常见的病症,一般情况下吃药可以好转,如果皮肤瘙痒久治不愈,需警惕肝胆系统疾病、糖尿病等的发生。

第三节 老年人瘙痒症的处理

一、治疗

单纯老年性瘙痒一般不会危及老人的生命,但长期难以忍受的瘙痒感,可严重影响正常的生活,也会因长期影响休息而引发心脑血管疾病。因此,在该病的治疗过程中应辅以全方位的护理措施,以最大限度地加快老人的康复,防止病情的复发。

(一)一般治疗

根据不同病因而采用不同的治疗方法。无论何种原因导致皮肤瘙痒,宣教对老年患者都显得非常重要。包括:

（1）对诱发及加重原因的宣教：如老年人需要注意衣物及床上用品的选择，减少或避免使用毛织、化纤制品，建议使用纯棉制品。

（2）对行为改变的宣教：告知老年患者尽可能避免搔抓，以免加重对皮肤屏障的损伤，加重搔抓—瘙痒循环。

（3）保持皮肤清洁的宣教：出汗可诱发或加剧皮肤瘙痒，皮肤清洁不仅可祛除汗液，还可祛除灰尘、花粉和体表有害微生物。但需告知老年患者应注意避免过度洗浴、避免用热水烫皮肤达到止痒目的、避免使用碱性肥皂清洁皮肤，这些都会影响正常皮肤弱酸性 pH 环境，继而损伤皮肤屏障。

（二）局部治疗

1. 对症治疗

使用屏障保护剂对老年皮肤瘙痒症尤为重要，需贯穿治疗始终。推荐使用含尿素、维生素 E、硅油等软膏或使用药妆身体乳，每日数次；使用含尿素、聚桂醇和薄荷醇的止痒药物和外用制剂，如辣椒素制剂、多塞平软膏、氯环力嗪软膏、复方利多卡因软膏等。

2. 钙调神经磷酸酶抑制剂（TCI）

此类药物对 T 淋巴细胞有选择性抑制作用，也有较强的抗炎作用。0.1%他克莫司软膏相当于中强效激素，具有抗炎作用，还有效地抑制皮肤神经纤维生长，控制瘙痒效果更佳。TCI 同时具有皮肤屏障修复功能。

3. 类肝素制剂

多磺酸黏多糖（MPS）是一种天然存在的有机肝素类化合物，可增加皮肤含水量、改善细胞间微环境、抑制组织炎症因子，既有皮肤保湿，也有抗炎、抑制炎症复发的功效。

4. 外用糖皮质激素

外用糖皮质激素常作为皮炎湿疹类皮肤病的治疗药物。但老年患者局部外用糖皮质激素类药物，需特别关注糖皮质激素所致的皮肤脆性增加、皮肤萎缩、紫癜、激素快速耐受、皮肤感染以及毛细血管扩张。虽然这些风险在任何年龄段均可出现，但老年人由于皮肤生理性变化，糖皮质激素副作用在老年人群中尤为显著。因此一般不使用外用糖皮质激素作为老年皮肤瘙痒症的首选治疗。

（三）系统治疗

随着年龄的增长，老年人各组织器官结构和功能出现增龄性退化，如肝肾功能减退、血浆蛋白结合率改变等，都会导致药动学改变；老年人组织器官的反应性、受体的数量与功能、酶活性等因素改变,使老年人对药物的敏感性和耐受性也发生变化。在老年疾病治疗过程中,需注意结合老年人生理生化特点和疾病特征,合理地使用药物,以获得预期的临床疗效,减少药品的不良反应。对于老年皮肤瘙痒症的治疗,强调屏障的保护与外用药物;系统治疗的基本原则是从低剂量开始,根据治疗反应,缓慢减量。推荐经常性随访,以评估药物副作用及反应程度。

1. 抗组胺药

口服抗组胺药通常对由系统性疾病引起的瘙痒治疗无效。抗组胺药物如羟嗪、苯海拉明、赛庚啶由于其镇静作用对瘙痒有效,而不是其抗组胺作用。多塞平、三环类抗抑郁药有抗组胺活性,有良好的抗瘙痒性和镇静效果,并且有轻微的抗抑郁效果。

抗组胺药是皮肤科常用药。第一代抗组胺药物有明显的中枢抑制作用和抗胆碱能副作用,后者容易使老年人出现青光眼、排尿困难、便秘、心律失常等不良反应。老年皮肤瘙痒症使用第二代抗组胺药。依巴斯汀、咪唑斯汀、氯雷他定、地氯雷他定通过肝脏代谢,肝功能受损时应减少剂量;阿伐斯汀、西替利嗪、左西替利嗪、非索非那定不经过肝脏代谢,肝功能异常时不必调整剂量。肾功能不全的老年人均应根据肾功能适当调整剂量,严重肾功能损害者禁用西替利嗪。

临床需注意一些抑制肝药酶的药物,如酮康唑、红霉素、西咪替丁,以及水果葡萄柚,可能影响某些抗组胺药的代谢。

2. 阿片样受体拮抗剂

纳曲酮、纳洛酮和纳美芬能有效控制某些形式的瘙痒。上述药物对继发于慢性荨麻疹、特应性皮炎、胆汁淤积和硬膜外给予吗啡所致的瘙痒的治疗有益。此外,阿片样受体拮抗剂已成功用于治疗结节性痒疹、蕈样肉芽肿、水源性瘙痒症和其他瘙痒性疾病。由于初始不良反应发生率较高,如引起恶心、呕吐、困倦等副作用,阿片样受体拮抗剂的广泛应用受到限制。纳曲酮的起始剂量为 12.5 mg/d,每 3～7 天增加 12.5 mg,直至临床起效。

3. κ-阿片样受体激动剂

中枢神经系统的 κ-阿片样受体活化可抑制瘙痒,布托啡诺和纳呋拉啡已用于瘙痒症的治疗。鼻内使用布托啡诺可快速和显著地改善瘙痒,大部分老人的有效剂量是 1 mg/d。口服纳呋拉啡可缓解慢性肾脏病相关瘙痒,剂量为 2.5～5 mg/d,需注意该药物可引起失眠,仅在日本被批准用于瘙痒症的治疗,属于非说明书用药,需要给予老人特别说明。

4. 抗惊厥药

加巴喷丁和普瑞巴林可抑制神经去极化,常用于治疗带状疱疹后遗神经痛、伴有疼痛和瘙痒的神经病、肱桡肌瘙痒症、慢性肾病相关性瘙痒症和不明原因的瘙痒症。加巴喷丁起始口服剂量为 100 mg/d；第 2 日增加到每日 2 次，100 mg/次；第 3 日以后，每日 3 次，100 mg/次。最大剂量可以达到 3600 mg/d。普瑞巴林使用剂量为 150～300 mg/次，建议分 2～3 次服用。肾功能不全的老年人需要根据说明书调整相关剂量。

5. 选择性 5-羟色胺再摄取抑制剂

可使用帕罗西汀或氟伏沙明治疗重度、慢性皮肤瘙痒老人。研究显示，68% 的老人具有轻度改善、良好或非常好的治疗反应。治疗效果最好的是特应性皮炎、系统性淋巴瘤和实体癌导致的瘙痒。研究显示，舍曲林对胆汁淤积性肝病相关瘙痒治疗有效。

6. 三环类和四环类抗抑郁药

三环类抗抑郁药（如多塞平）和四环类抗抑郁药（如米氮平）可控制瘙痒。建议多塞平每晚 25 mg 起始；逐步增至 25 mg，每日 2～3 次。需注意与抗胆碱类药物或抗组胺药物合用，会产生阿托品样作用，如口干等；米氮平建议 7.5～15 mg 每晚服用，米氮平可加重酒精对中枢的抑制作用，因此在治疗期间应禁止饮酒。抗抑郁药和抗惊厥药可分别在最长 8 周和 12 周后起效。

7. 沙利度胺

可通过多种机制产生疗效，它具有中枢抑制、抗炎、调节免疫和神经的特点，该药对瘙痒的控制作用已在伴有慢性瘙痒的多种疾病老人中报道。需注意会产生头晕、便秘、镇静、皮疹、周围神经病变、血栓栓塞等副作用。建议剂量：老年人从小剂量起始，每晚服用 50 mg；可增加到 50 mg，每日 2 次口服。系统用药中足够的剂量和疗程很重要，不应突然停药或过早换药；老年人系统使用止痒药物，多有嗜睡等副作用，需告知老人并做好预防老人摔倒措施；上述系统用药，多为超说明书用药，临床使用时需告知老人及家属，并沟通、确认，以避免医疗纠纷。

（四）物理治疗

紫外线疗法是皮肤科最为常用的辅助性物理治疗。机制尚不清楚，可能涉及对表皮阿片类系统、表皮细胞因子、皮肤肥大细胞或表皮神经纤维的作用。紫外线疗法最常用于帮助炎症性皮肤病（如银屑病）的皮损消退，也能改善无原发性皮肤病时的瘙痒，如结节性痒疹、尿毒症、真性红细胞增多症、精神性搔抓以及感觉异常性背痛患者的瘙痒。紫外线疗法是治疗皮肤瘙痒的一种非药物性选择。临床建议使用窄波 UVB 治疗，具体剂量根据具体紫外线治疗仪器参数；不建议 UVA 治疗，以免诱发老年人皮肤癌。

（五）中医药治疗

中医认为"诸痒皆属于风，属于虚"，当以养血、祛风、安神为治疗原则，具体方案可参照《皮肤瘙痒症中医治疗专家共识》。

（六）封闭疗法

封闭疗法主要有减少乙酰胆碱的形成，降低周围胆碱反应系统的兴奋性，阻断病变部位向大脑皮质传入的恶性刺激，并对神经系统有轻微的良性刺激作用。临床上有一定的镇静、止痒、保护机体和增加康复能力的作用。

皮肤瘙痒症是封闭疗法的适应证之一。通常采用静脉封闭、局部封闭、口服封闭、肌肉注射等方法封闭治疗。封闭疗法应在医生医嘱和指导下进行，禁用于有严重心、肺、肝、肾疾病的老人。使用普鲁卡因进行封闭治疗前，应先做皮试以防发生过敏性休克。使用封闭疗法期间，勿同时服用磺胺类药，因普鲁卡因可使磺胺类药无效。

二、护理

（一）积极寻找、治疗原发病因

患皮肤瘙痒的老年人一定要到医院的皮肤科接受初步诊治，经由皮肤科专科医生详细了解病情，排除由糖尿病、慢性肾功能不全、恶性肿瘤等伴发的皮肤瘙痒。

无论是全身性瘙痒病还是局限性瘙痒病，其瘙痒都可能是某些体内疾病的一种症状表现，所以都应当详细询问病史，了解其发生发展经过，积极探查潜在的病因，并作出相应处理，以收事半功倍之效，达到根治的目的。因此，对于瘙痒病老人，很多情况下单纯止痒是不能解决根本问题的。对慢性顽固性全身性瘙痒病老人，更不可掉以轻心，应全面检查身体，注意排除白血病、淋巴系统肿瘤或内分泌及代谢性疾病等。即使暂时查不出原因，在对症治疗的同时，也不能放松警惕，应定期检查身体。保证休息，放松心情。坚持体育锻炼，提高机体的免疫力。

（二）皮肤护理

老年人由于生理性退化，皮肤干燥缺水、缺乏皮脂保护，所以平时日常生活中应该注意皮肤保湿，可使用婴儿护肤品进行日常保养。贴身衣物最好选用纯棉制品，避免对皮肤的刺激。

指导老人在日常生活中勤洗手、勤剪指甲,皮肤感到瘙痒时手部戴消毒手套,勿大力搔抓,采用局部拍打法缓解瘙痒症状。

此外,老年人皮肤干燥是造成老年性皮肤瘙痒的重要原因之一。应保持皮肤清洁和科学洗浴,有四忌:忌太勤、忌水过烫、忌搓揉过频、忌用碱性太强肥皂。选择中性护肤浴液或只用清水洗澡,每次沐浴10~20 min,水温30~40 ℃,沐浴后可用甘油或润肤油脂,保持皮肤湿润。避免搔抓,如瘙痒难忍,可按医嘱外用止痒药膏,或轻拍患处,防止抓伤皮肤而形成瘙痒—搔抓—更痒恶性循环。鼓励老人大量饮水,每天至少1500 mL,补充皮肤水分。

平时要做好个人卫生,保持床铺干净整洁,减少污染物的刺激;尿失禁者要及时更换尿布且每次更换尿布时用温水擦洗皮肤,必要时可留置导尿管,以减少尿液对皮肤的刺激。

(三)心理护理

现代心理学认为,心理因素或精神因素如焦虑、抑郁、精神严重变态等,均可引起或加重皮肤瘙痒,并随情绪好坏减轻或加重,全身性皮肤瘙痒老年人中,10%以上是由心理性因素引起的。由于瘙痒,老人多烦躁不安、心情抑郁。应指导患瘙痒症的老人合理安排生活,用看电视、听音乐、参加趣味活动等转移注意力,达到缓解瘙痒的目的。给予精神安慰和支持,帮助老人消除顾虑,减轻精神压力,保持良好心态,从而减轻老人瘙痒的程度,改善老人症状,提高老人生活质量。

(四)饮食护理

饮食宜清淡,忌辛辣刺激性食物,忌烟酒及咖啡、浓茶等。多食蔬菜和水果,补充维生素。过敏体质的老人应避免或减少进食某些高蛋白食物,如鱼、虾、蛋等,以防加重瘙痒。多食富含维生素A的食物,如牛奶、核桃、胡萝卜。多食富含维生素C的食物,如西红柿、山楂、橘子等。多食富含维生素E的食物,如卷心菜、花菜、芝麻油、花生油等。同时应忌烟酒,少食辛辣食物,饮食宜清淡,多喝水,蔬菜水果应新鲜,保持大便通畅。冬季适量摄入高脂食物有利于对维生素A、E的吸收,有防治皮肤干燥的作用。

(五)用药护理

瘙痒症药物治疗主要包括全身用抗组胺药、镇静药和局部用药治疗。照护者必须了解药物的作用、副作用、常用剂量和给药的目的,用药要慎重,不适当的外用药常刺激皮肤,加剧瘙痒。可用炉甘石洗剂、止痒水等止痒,并注意观察皮损情况,指导、督促、协助老人外用药物,达到治疗效果。单纯老年瘙痒症通常以外用止痒药＋内服止痒药＋物理治疗,来解除老人的痛苦。

（六）物理治疗护理

1. 全身照射

距离不可太近,一般以 50～70 cm 为宜。用 1/4 红斑量,以后可按病情需要而渐加剂量。隔日 1 次,10 次为一个疗程。

2. 局部照射

距离 25～50 cm,其剂量依病情而定,低量为 1～2 红斑量,中量为 3～4 红斑量,高量为 5～6 红斑量。每隔 3～5 日 1 次,10 次为一个疗程。

禁忌证:进行性活动性肺结核、甲状腺功能亢进、心肝肾严重疾患、急性皮炎、急性进行期银屑病、光感性皮肤病以及外用光感物质如磺胺类药时。

3. 护理措施

因紫外线对眼睛有损害作用,患者和工作人员均需戴上护目眼镜。室内空气要流通,天冷时要注意保暖。注意防护周围的正常皮肤。注意电源电压的稳定,因电源电压波动对紫外线的强度有明显影响,最好安装稳压器。

（七）其他护理措施

因糖尿病所致的瘙痒病应积极控制血糖,血糖控制好,瘙痒常随之消失或缓解。对于肝源性和慢性肾病及真性红细胞增多症所致的瘙痒病,每日口服考来烯胺 5～8 g,常有较好疗效。对慢性肾衰竭者,肾移植常可迅速治愈瘙痒,甲状旁腺切除术常能减轻瘙痒,但数月后常复发。甲状腺功能减退所致全身瘙痒,口服甲状腺素可消除症状。对晚期霍奇金病等恶性淋巴瘤所致难以忍受的剧烈瘙痒,静脉注射利多卡因可暂时取得疗效。

第四节　老年人瘙痒症的预防

一、就诊指导

老年性皮肤瘙痒症在临床中较为常见,其发病原因是多方面的,无论是全身性瘙痒病还是局限性瘙痒病,其瘙痒都可能是某些体内疾病的一种症状表现,所以对于顽固性瘙痒症,应及时就医,完善相关检查,了解其发生发展经过,及早发现伴发瘙痒的恶性疾病,及时诊治。

二、心理调适

瘙痒症老年人多有焦虑和抑郁情绪,情绪不稳导致的愤怒、烦躁等不良情绪会加剧瘙痒感。应指导老人了解瘙痒症相关知识,消除焦虑、恐惧等不良情绪,放松心情,规律生活。

三、饮食

宜进食富含高维生素、高蛋白、高糖、无刺激、易消化饮食。戒烟戒酒;少食海带、紫菜、鱼、虾、蟹、海鱼等海鲜类食物;少食芥末、辣椒、葱姜等辛辣刺激性食物;少饮用浓茶、咖啡等饮料;多食蔬菜、水果。

四、衣物选择

注意衣物及床上用品的选择,减少或避免选用毛织、化纤制品,建议使用纯棉制品。

五、保持皮肤清洁

出汗可诱发或加剧皮肤瘙痒,皮肤清洁不仅可祛除汗液,还可祛除灰尘、花粉和体表有害微生物。但需告知老年人应注意避免过度洗浴、避免用热水烫皮肤止痒、避免使用碱性肥皂清洁皮肤,这些都会影响正常皮肤的弱酸性 pH 环境,继而损伤皮肤屏障。避免用搔抓、摩擦等方式止痒。

六、活动指导

适度锻炼,提高免疫力。

七、行为指导

尽可能避免搔抓,以免加重对皮肤屏障的损伤,加重搔抓—瘙痒循环;痒感严重时勿使用碘酒、酒精等刺激性药物,可用冷湿敷(冰袋或冰块),可起到降低局部皮肤温度和镇静的作用;如痒感难忍,可用手掌按摩、按压等代替搔抓。

八、用药指导

夜间瘙痒感觉甚于白天,服药时间宜参照说明书,根据药物起效时间,选在睡前使用;严格按医嘱用药,不能滥用药物,不能随意增减、漏服或停服,切勿自行停药,并说明危害,以免因疾病未根治而复发,一旦复发,及时就诊。

第九章　老年人肌肉减少症照护

肌肉减少症(Sarcopenia,简称肌少症)为与增龄相关的、进行性全身肌量减少、肌强度下降或肌肉生理功能减退。此概念由美国学者 Osenberg 于 1989 年首次提出,随着世界人口老龄化速度的加快,患有肌少症的老年人人数大幅增加。研究显示,肌少症在≥65 岁老年人中患病率为 20%,而在≥80 岁人群中达 50%～60%。

肌少症不仅导致肌肉功能下降、活动受限、跌倒和骨折风险增加以及焦虑、抑郁风险增加等,而且会增加老年人的再入院率、延长住院老人的住院时间、增加其医疗花费和死亡风险,加重个人及社会的经济负担。因此,正确认识并预防肌少症及其并发症的危害对提升老年人生活质量至关重要。

第一节　老年人肌肉减少症的危险因素

肌少症是增龄相关疾病,是环境和遗传因素共同作用的复杂疾病,多种风险因素和机制参与其发生,肌少症的发病机制涉及以下几个方面:

一、遗传因素

遗传因素能在很大程度上决定去脂肌量和肌肉的强弱,基因和种族是重要的影响因子,肌力随性别、年龄、身体状况的不同而变化。

研究发现,遗传因素可以分别解释个体间肌肉强度、下肢功能和日常生活能力变异的 36%～65%、57% 和 34%。肌少症的全基因组关联分析数据较少,2009 年对 1000 例无亲缘关系的美国白人进行的全基因组关联分析(GWAS)与瘦组织分析发现,甲状腺释放激素受体单核苷酸多态性和与瘦组织变异有关。最近一项

1550 例英国孪生子全基因 DNA 甲基化研究,发现一些基因 DNA 甲基化与肌肉量变异相关。目前遗传学研究主要集中在一些候选基因 SNP 与肌少症的表型,包括身体肌肉量、脂肪量和肌肉强度等关联研究,涉及的基因有 GDF - 8、CDKN1A等。尽管发现一些与肌少症相关的风险基因,但是未得到不同种族、更多人群的一致证实。

二、运动减少

与增龄相关的运动能力下降是老年人肌肉量和强度降低的主要因素。长期卧床者肌肉强度的下降要早于肌肉量的丢失,活动强度不足导致肌力下降,而肌肉无力又使活动能力进一步降低,最终肌肉量和肌肉强度均下降。较多研究提示老年人进行阻抗运动能显著增加肌肉量、肌肉强度和肌肉质量。

三、神经-肌肉功能减弱

运动神经元的正常功能对肌纤维的存活是必需的,在肌少症发病机制中 α 运动神经元的丢失是关键因素。研究发现老年人 70 岁以后运动神经元数量显著减少,α 运动神经元丢失达 50%,显著影响下肢功能。老年时期 α 运动神经元和运动单元数量的显著减少直接导致肌肉协调性下降和肌肉强度减弱。

在肌肉纤维数量上,对成人肌肉的研究发现,90 岁时肌肉中 I 型和 II 型纤维含量仅为年轻人的一半。老年时期,由于星状细胞数量和募集能力下降,导致 II 型纤维比 I 型纤维下降更显著。星状细胞是肌源性干细胞,可在再生过程中被激活,分化为新肌纤维和新星状细胞,但是这种再生过程在应对损伤时将导致 II 型纤维不平衡和数量减少,且老年人肌肉更易损伤、更难修复。

四、增龄相关激素变化

胰岛素、雌激素、雄激素、生长激素和糖皮质激素等的变化参与肌少症的发病。发生肌少症时,身体和肌细胞内脂肪增加,这与胰岛素抵抗有关。实验已证实老化肌细胞接受胰岛素作用后,蛋白生成能力明显降低。

雌激素对肌少症的发病作用存在不一致的证据,一些流行病学和干预研究提示雌激素可以预防肌肉量的丢失。在五项随机对照临床试验进行的系统分析中,三项研究表明雌激素替代治疗后肌肉强度增加,但不影响身体成分分布;一项研究表明替勃龙增加股四头肌和膝伸直肌强度,且增加瘦组织量、降低体脂量;一项对健康、老化和身体成分的研究发现,雌激素替代治疗后,股四头肌横断面面积更大,但与膝伸直肌强度无关。可见,雌激素主要影响肌肉强度,在肌少症发病中可能不是最重要的因素。

男性睾酮水平随增龄每年下降1%,在男性肌少症发病中起到重要作用。很多研究显示老年男性低睾酮水平与肌肉量、强度和功能的下降均相关,体外实验也证实睾酮可剂量依赖地促进星状细胞数量增加,且是其功能的主要调控因子。

此外,老年人维生素D缺乏非常普遍,多项研究证实维生素D缺乏是肌少症的风险因素,并且1,25-双羟维生素D水平降低与肌肉量、肌肉强度、平衡力下降和跌倒风险增加相关。

五、炎症反应

炎症反应可介导体内产生一系列细胞因子,参与老年人肌少症的发病。研究发现血IL-6、TNF-α和C反应蛋白水平与肌肉量、肌肉强度有关。一项对荷兰老年人群的研究提示高水平IL-6和C反应蛋白使肌肉量和肌肉强度丢失风险增加。这些炎性反应细胞因子增高引起肌肉组织合成代谢失衡,蛋白分解代谢增加。老年人炎性反应细胞因子长期增高是肌少症的重要危险因素。

六、肌细胞凋亡

肌肉活检显示老年人肌细胞凋亡显著高于年轻人,这是肌少症的基本发病机制,肌细胞凋亡与线粒体功能失常和肌肉量丢失有关。研究证实肌少症主要累及的Ⅱ型肌纤维更容易通过凋亡途径而死亡。增龄、氧化应激、低生长因子以及完全制动等可触发Caspase依赖或非依赖的凋亡信号通路。

七、营养因素

已证实老年人合成代谢率降低30%,其降低究竟与老年人营养、疾病、活动少有关,还是仅与增龄有关,目前仍有争议。老年人营养不良和蛋白质摄入不足可致肌肉合成降低,已有研究证实氨基酸和蛋白补充可直接促进肌肉蛋白合成,预防肌少症,推荐合适的饮食蛋白摄入量为每天每千克体质量1.0~1.2 g。

第二节　老年人肌肉减少症的表现

一、老年肌少症的诊断与分类

出现以下情况需要对老人进行肌少症的筛查和评估：年龄≥65岁、近期出现功能下降或受损、非意愿性体重下降（1月内下降5%）、抑郁或有认知问题、反复跌倒、营养不足、存在慢性疾病（心衰、慢阻肺、肿瘤、糖尿病、慢性肾病、结核等）。

因人体肌肉质量受种族、区域、年龄及性别等多种因素影响，目前国内外尚无关于肌少症的统一诊断标准。欧洲老年人群肌少症工作组（EWGSOP）、国际肌少症工作组（IWGS）、亚洲肌少症工作组（AWGS）均指出：肌少症的诊断标准应综合评估肌肉质量及肌肉功能，主要评估指标包括肌肉质量、肌肉力量及肌肉功能等。

（一）肌肉质量的评估

肌肉质量评估中使用的测量方法、肌内血管或脂肪夹杂等误差以及测量对象的年龄、体质量及疾病等差异因素均可导致不同的测量结果。

1. 人体肌肉质量评估方法

人体肌肉质量评估方法多样，如双能X线吸收仪（DXA）测量、电子计算机断层扫描（CT）、外周骨定显影CT（pQCT）、磁共振成像（MRI）和生物电阻抗测量分析（BIA）等。

（1）DXA测量

肌肉质量主要通过高、低两种能量X线扫描检测部位骨和肌肉组织，肌肉组织对低能量的吸收明显高于高能量，通过软件计算肌肉组织含量。

DXA是目前评估肌肉最常用的方法，被中华医学会骨质疏松和骨矿盐疾病分会的《肌少症共识》推荐为首选方法，可较精确地区别肌肉、脂肪和骨骼肌，且费用低廉，放射剂量小。

（2）CT与pQCT

依据肌肉的CT值与邻近组织不同来测量肌肉质量。CT测量肌肉质量程序较为复杂，且放射剂量较大，价格昂贵。而pQCT通过在肢体单一层面扫描的基础上测量断层面的肌肉面积和密度，辐射量相对较低且较常规CT简单，但目前无统一测量标准，测量结果差异较大。

（3）MRI

可准确分辨骨骼肌及肌内脂肪组织,测量结果准确且重复性好,但有设备昂贵、检查费用高、测量和分析过程复杂、检查时间长以及存在检查禁忌证等缺点。

（4）BIA

通过引入体内小量交流电,计算电流在体内肌肉中的水传导及阻抗信息,进而推算体内肌肉含量。该方法操作简单易行、无辐射、无需特殊培训,但易受脱水、水肿、日常饮水量及出汗等因素影响。

DXA、CT 和 MRI 被认为是老年人肌少症诊断的金标准。DXA 适用于临床和科研实际工作,目前主要的国际肌少症工作组大多采用 DXA 测量值。

2. 肌少症的诊断标准

DXA 通常将肌肉减少阈值定为低于正常人肌量均值的 2 个标准差,但不同工作组针对不同人群的 DXA 测量阈值也有所不同。

1998 年 Baumgartner 等基于 DXA 肌肉量测量,提出了肌量减少的诊断标准。该标准以身高校正后的四肢肌量为参照指标[四肢肌量（kg）/身高^2（m^2）],如低于青年健康人峰值的 $-2SD$ 可诊断肌量减少,具体诊断阈值为:男性<7.26 kg/m^2、女性<5.45 kg/m^2。

国际肌少症工作组将全身肌量身高指数的男女诊断阈值分别定为 7.23 kg/m^2 和 5.67 kg/m^2。

欧洲老年人群肌少症工作组将四肢肌量身高指数的男女诊断阈值分别定为 7.26 kg/m^2 和 5.44 kg/m^2。

亚洲肌少症工作组将身高校正后肌量的男女诊断阈值分别定为 7.0 kg/m^2 和 5.4 kg/m^2;我国研究者将男女四肢肌量身高指数诊断阈值分别定为 7.01 kg/m^2 和 5.42kg/m^2。

此外,亚洲肌少症工作组建议:以日常步速和握力作为筛查指标,该标准简便易行。欧洲老年人群肌少症工作组建议用 DXA 或生物电阻抗法测定肌量,用手握力测定肌力,用步速或简易体能状况量表测定功能,每项评分与健康年轻人比较,分为前肌少症、肌少症及严重肌少症。

（二）肌肉力量评估

肌肉力量是肌少症评估的一个重要指标。目前评估肌肉力量的方法包括简单的等长力量测试、复杂测量力量和扭矩等速等肌力测试方法。

握力比肌肉质量更能反映身体活动能力,预测临床预后及转归。手持握力器测量参考人群握力数据可反映手臂和下肢的肌肉强度。手部握力方法是简易可行的评估肌肉力量的指标,已被广泛用来评价步态和身体功能。AWGS 目前推荐握力的诊断截点:男性优势手握力为 25 kg,女性优势手握力为 18 kg。

膝盖弯曲及伸展检测可反映下肢肌力,包括等长、等速肌力检测等,其中等速肌力检测能反映日常生活中的肌肉功能。但是膝盖屈伸试验需要特殊仪器设备和专业培训人员,且该方法缺乏足够研究数据,暂不推荐作为独立评估肌力的指标。

(三)肌肉功能评估

目前用于肌肉功能评估的方法有多种,包括日常步速评估法、6 min 步行试验及站立步行试验等。亚洲肌少症工作组建议将步速 0.8 m/s 作为评价日常活动能力正常或低下的阈值。6 min 步行试验选择 20~40 m 的平坦路面,嘱测试者在区间内尽可能快地往返行走,统计试验者 6 min 总步行距离,评价测试者呼吸、心率、血压和全身概况等,可评价步行中全身系统的全面反应,包括肺、心血管系统、神经肌肉系统以及肌肉代谢情况。

鉴于肌少症的研究刚刚起步,国内相关数据及工作经验有限,因此参考国外的有关标准及我国现有的研究,建议筛查与评估步骤如下:

(1) 先行步速测试,若步速≤0.8 m/s,则进一步测评肌量;若步速>0.8 m/s,则进一步测评手部握力。

(2) 若静息情况下,优势手握力正常(男性握力>25 kg,女性握力>18 kg),则排除肌少症;若肌力低于正常,则要进一步测评肌量。

(3) 若肌量正常,则排除肌少症;若肌量减少,则诊断为肌少症(图 9.1)。

二、老年肌少症的先兆表现

(一)体重减轻

肌肉是比较重的身体组成成分,如果肌肉流失,虽然体型看起来没有明显改变,却会有体重减轻的现象。如果没有刻意减重,但 6 个月内体重下降 5%(如 70 kg 的老人在 6 个月内瘦 3.5 kg)以上,此时需要注意是否有肌少症的发生。

(二)平地走路缓慢

因为大腿肌肉力量下降,导致走路每秒速度不到 0.8 m,一般 30 岁左右的健康成年人,走路的速度是 1.1~1.5 m/s、每小时可以步行 4~5 km。

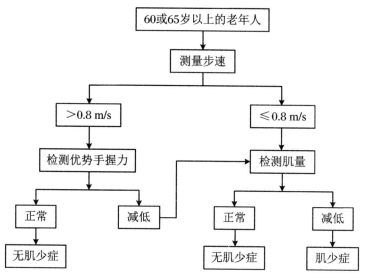

图 9.1　肌少症筛查与评估流程图

（三）行动不便

从走路缓慢发展到连起身都很困难，因为大腿的肌肉无法支撑整个身体的重量，必须依靠别人搀扶，或是撑扶手才能起来，因为单脚无法支撑而不能上下楼梯。

（四）手部握力下降

肌肉流失除表现为下肢无力之外，也会有上肢无力的现象，拿东西变得很难，像是无法提起开水壶倒水、打不开罐头、拧不干毛巾等。

（五）反复跌倒

连平地走路都会跌倒，而且是无法控制的，1 年内连续跌倒 2 次以上，到这个阶段，肌少症已经比较严重，要注意跌倒之后的照顾和复健，避免长期卧床之后造成肌肉二度流失。

三、老年肌少症的表现

肌少症缺乏特异的临床表现，老人可表现为虚弱、容易跌倒、行走困难、步态缓慢、四肢纤细和无力，日常动作如行走、坐立等完成困难，甚至导致平衡障碍等，其诊断有赖于肌力、肌强度和肌量等方面的评估。

第三节　老年人肌肉减少症的处理

一、运动干预

运动是获得、保持肌量和肌力最重要的途径之一,研究表明运动有助于改善老年人的肌量和肌力,提高躯体功能状态,降低跌倒的风险,因此合理的运动能够有效防治肌少症。

目前主要采取的运动干预方法是抗阻运动、有氧运动和中医传统运动,其中抗阻运动和有氧运动是国内外认可度较高的两种运动干预方式,且取得了较好的效果。但是关于肌少症的运动干预方案尚存争议,目前尚无一套标准的运动方案,相关研究从运动时间、运动强度、运动频率等方面着手干预,运动时间3~24个月不等,运动强度有低等强度、中等强度和高等强度,运动频率从每周2天到每周5~6天不等。但是不同研究结果间的差异较大,还需进一步研讨,以探明肌少症运动干预的最佳方案。运动有确切的疗效。

(一) 抗阻运动

抗阻运动是指肌肉在克服外来阻力时进行的主动运动,主要通过提高胰岛素敏感性,改善葡萄糖利用率,增强肌原纤维蛋白质合成,从而改善肌肉功能,是肌少症运动干预的主要手段之一。

阻力可来自物体、自身重力、专门器械,如重物、俯卧撑、哑铃、弹力带等,是增强肌肉力量和耐力的主要手段。主要包括举重、拉伸器训练、仰卧起坐等,骑自行车、游泳、使用健身器械也有利于增强老人的肌肉功能。肌少症老人每周可进行2~3次抗阻训练,每次有效的抗阻运动所带来的效应会持续48~72 h。

(二) 有氧运动

有氧运动是指人体在氧气充分供应的情况下进行的体育锻炼,有氧运动通过增强胰岛素信号通路敏感性进而促进骨骼肌细胞蛋白合成,常见的有氧运动包括骑自行车、慢跑、散步等,对老年人肌少症的治疗有显著作用。此外,值得注意的是,老年人进行有氧运动需因人而异,选择合适的运动方式以及合理的运动方案。

（三）中医传统运动

中医传统运动作为中医不可分割的一部分，其理论指导是中医基础理论中的阴阳学说、整体观念，即通过调动人体自身潜能，达到祛病强身、防病治病的目标。主要包括太极拳、五禽戏、八段锦、易筋经等。由于太极拳在本质上是一种中等强度的有氧运动，其耗氧量为峰值氧耗的55%，研究表明，太极拳可以通过促进老年人的神经可塑性和增加下肢肌肉的氧化能力，从而改善老年人的下肢肌肉力量及肌肉功能，因此太极拳也可以作为肌少症的防治手段之一。

（四）运动相关注意事项

1. 运动准备

（1）运动前后均应进行5～10 min热身运动，以避免肌肉拉伤及关节扭伤。有关节病变者运动时应带上护膝、护腕、护腰带。务必穿舒适的运动鞋进行运动，气温过高或过低时不宜锻炼。

（2）运动时间：宜在餐后1～3 h内，应循序渐进，初期运动时间应控制在10～15 min以内，待身体适应后再将运动时间提高到每次至少30 min。老年人应避免运动量过大、过猛的剧烈活动。

2. 应暂停运动疗法几种情况

（1）血糖大于16.7 mmol/L，尿酮体阳性。

（2）明显的低血糖症（血糖低于4.0 mmol/L）或者血糖波动大。

（3）急性感染如发热时；血压超过180/120 mmHg。

（4）稍微活动一下就感觉胸闷、气喘的老人。

（5）对于合并心功能不全、严重糖尿病肾病、眼底病变、脑卒中患者，应先咨询专科医师后选择合适的运动。

3. 运动过程中注意几种情况的处理

（1）低血糖。

若出现心慌、手抖、出冷汗、意识障碍提示低血糖发生。应立刻测末梢血糖，若血糖低于3.9 mmol/L，或无血糖仪情况下，立即口服15～20 g糖块或糖水，3～5 min后血糖仍低于3.9 mmol/L或上述症状无明显改善，再口服等量的食物，进食后血糖难以纠正、出现意识障碍、无法进食或发生严重低血糖，应送医院抢救。

（2）冠心病。

警惕心血管病，如有胸闷、胸痛，甚至放射至颈部、胳膊、后背及上腹部、上不来气、出汗等症状，可先舌下含服硝酸甘油、硝酸异山梨酯片或速效救心丸，若症状持续 30 min 以上不缓解,或疼痛剧烈难以忍受,请立即呼叫 120 送老人到医院就诊。

(3) 高血压。

如出现头晕、头痛,应停止运动,测量血压,若血压升高明显可给予口服降压药。如有四肢活动不灵、嘴角歪斜、意识不清、恶心等,应警惕脑血管病,立即送医就诊。

4. 心理照护

老年人更可能有独特的社会心理状况,例如依赖他人、认知障碍、刻板、独居、孤独、孤立和沮丧,上述情况均不利于科学的饮食和运动。作为照护者更要注意对有心理损伤的照护对象进行营养补充和运动训练。

(五) 高龄肌少症老人照护注意事项

(1) 因高龄老人合并其他老年综合征(如尿失禁、疼痛、睡眠障碍)的比例增高,发生肌少症的风险增高,且影响老人的活动和抗阻训练方案的实施。应注意同时根据综合评估结果和相应的照护要点,改善其他老年综合征的问题。

(2) 高龄老人往往并存疾病多,病情复杂;机体反应能力差,尤其在手术有创治疗后发生衰弱、失能的风险增高。照护者应注意观察老人的进食、活动、乏力等情况,积极配合医护人员做好营养补充和术后康复锻炼。尽量帮助老人及早恢复生活自理能力。

(3) 高龄老人视力、听力下降,影响活动能力,发生跌倒的危险增高;牙齿咀嚼能力下降、消化及吸收能力下降,容易出现营养不良、体重丢失,继发肌少症和衰弱。照护者应及时根据综合评估结果,发现视力、听力、口腔、消化问题后及时与家属沟通,请专业医护人员解决发现的问题。

(4) 高龄老人心理承受能力差,抑郁也是衰弱的表现之一。注意心理沟通,必要时咨询心理医师。

(5) 高龄老人发生肌少症的比例增高,但其对肌少症带来的反应往往不能及时感知和表达,更需多加观察和尽早给予营养补充和康复、抗阻训练。

(6) 高龄老人状态较差时,运动方案不宜控制过严,应根据个体实际情况酌情调整。

二、营养治疗

由于老年人蛋白质及各种营养元素的摄入量减少会直接导致肌肉质量和肌肉力量下降,所以营养不良也是肌少症发生的重要原因之一,而良好的营养可以帮助限制以及治疗增龄性的肌肉质量、肌肉力量和肌肉功能下降,因此,营养干预是防治老年人肌少症不可或缺的一部分。营养干预主要包括补充蛋白质、维生素 D 和 ω-3 脂肪酸。

(一) 补充蛋白质

蛋白质的摄入量直接决定着血液中氨基酸的浓度和持续时间,而血液中氨基酸的浓度和持续时间又影响着骨骼肌蛋白质的合成速率,因此,适当的蛋白质饮食对于保持老年人骨骼肌质量至关重要。中国营养学会老年营养分会专家共识推荐老年人蛋白质摄入量最好维持在 $1.0 \sim 1.5$ g/(kg·d)。针对不同营养及健康状况的老年人,其蛋白质摄入量还需进一步探究。

(二) 补充维生素 D

位于骨骼肌中的核 $1,25$-维生素 D 受体(VDR)可以通过结合 $1,25$-二羟基维生素 D 促进蛋白质合成,因此 VDR 的减少会导致肌肉蛋白合成减少,而人体肌肉组织中的维生素 D 受体表达会随着年龄增长而降低,故老年人常出现肌力下降、跌倒风险增加、起立及上下楼梯困难等。研究表明,补充维生素 D 有利于刺激基因表达,促进肌肉蛋白的合成,从而增强肌力和平衡力。

关于维生素的补充,不同研究间存在差异,一项荟萃分析显示,老年人每日补充维生素 D 的剂量处于 $700 \sim 1000$ U 之间,则跌倒风险可降低 19%,然而维生素 D 摄入量小于 700 U 时并不能降低跌倒风险,研究表明维生素 D 摄入量是影响其发挥作用的重要因素。因此,每日可补充维生素 D 3800 U,血清 25-羟维生素 D 水平达到 75 nmol/L 以上,维持肌肉健康。

(三) 补充 ω-3 脂肪酸

ω-3 脂肪酸可以通过增加骨骼肌中胰岛素利用氨基酸和葡萄糖的敏感性,从而促进老年人骨骼肌蛋白合成增加,对肌少症的防治起积极作用。此外,研究表明,补充 ω-3 脂肪酸可以减少炎症细胞因子的产生,而炎症因子又是肌少症的重要发病原因,由此推断 ω-3 脂肪酸能在一定程度上防治肌少症。

目前已有研究表明,多不饱和脂肪酸在联合抗阻运动及或其他营养物质的作用下,能显著提高老年人的肌力、肌量和肌肉蛋白。但是由于 ω-3 脂肪酸的作用机制尚未完全明确,还需要进一步探索其在老年肌少症人群中的最佳剂量与最佳补充时机。

（四）乳清蛋白和亮氨酸

乳清蛋白是乳清中一类营养价值极高的优质蛋白质,富含乳球蛋白、乳白蛋白、牛血清蛋白、免疫球蛋白、乳铁蛋白、乳过氧化物酶等。乳清蛋白富含支链氨基酸,特别是亮氨酸;还能刺激肌肉蛋白质的合成。老年人每天可在普通饮食的基础上,补充10~20 g乳清蛋白。也可以补充蛋白粉,每天10 g,加入日常饮食中使用。

（五）维生素 B_{12} 和叶酸

研究显示,老年人半胱氨酸高水平与股四头肌肌力低、步速慢和残疾相关,增加维生素 B_{12} 和叶酸摄入可以增加肌力。

三、运动联合营养干预

多项研究已经证实单独的营养补充或运动干预对防治老年人肌少症有积极作用,但营养与运动相结合是维持肌肉功能的最佳选择。研究表明,运动联合营养干预不仅能促进肌肉蛋白质的合成,还能激活肌卫星细胞,刺激其增殖、分化,最大限度地延缓肌肉衰老。一项荟萃研究显示,抗阻运动联合高于 $1.2\ g/(kg \cdot d)$ 的蛋白质饮食能显著增加老年人的去脂体质量、肌纤维和肌肉力量。

四、药物治疗

（一）睾酮

睾酮从30岁以后开始以每年1%的速率下降,伴随着肌肉量的减少及肌力的减弱。部分研究表明补充睾酮有益于肌肉和骨骼组织,尤其在增加肌肉力量、提高活动能力以及减少老年人住院率方面具有突出表现。在较低剂量时,睾酮增加了蛋白质合成,进而导致肌肉量增加;而在高剂量时,睾酮激活卫星细胞的招募并减少脂肪干细胞,从而增加肌生成和减少脂肪生成。

在老年人中,睾酮替代治疗有可能产生一些副作用,如心血管疾病、妇科疾病、男性乳腺发育、睡眠呼吸暂停恶化、多血症、良性或恶性前列腺疾病加重等。但是相对于正在研究的治疗肌少症的药物,睾丸激素是最有效和相对较安全的。

（二）选择性雄激素受体调节剂

为了减轻与睾丸激素有关的剂量依赖性副作用,相关研究人员推动了其他合成代谢作用的药物对骨骼肌和骨骼组织的治疗。这类药物通常表达在某些特定的组织,比如前列腺或皮肤,不影响其他器官的功能,从而减轻副作用。

(三)肌生成抑制素

肌生成抑制素是由肌肉产生的,其作用是阻止肌肉合成代谢和卫星细胞合成。通过抗药训练,肌生成抑制素的水平降低。肌生成抑制素基因纯合缺失的儿童肌肉质量显著增加。MY0-029是一种肌生成抑制素的单克隆抗体,已被用于肌营养不良老人,用来增加肌肉质量。

(四)胃饥饿素和胃饥饿素受体激动剂

胃饥饿素产生于胃底,其作用是增加食物的摄入量和生长激素的释放,部分涉及胃饥饿素或胃饥饿素受体激动剂的研究表明,其在增加食欲和肌肉量及增强肌肉功能方面有一定的积极作用。部分研究表明生长激素、IGF-1以及肾素血管紧张素转换酶抑制剂在肌少症的防治中也起一定作用。

但是,值得注意的是,肌少症的药物治疗还处于探索阶段,目前还没有经过美国食品及药物管理局批准的针对性用于治疗肌少症的药物。

五、康复治疗

康复治疗主要包括运动疗法和物理因子治疗,有氧运动和抗阻训练均能减缓随着年龄增加带来的肌肉质量和肌肉力量的下降。对缺乏运动或受身体条件制约不能运动的老年人,可使用水疗、全身振动和功能性电刺激等物理治疗。此外,其他物理因子(如电磁场、超声等)在肌肉减少的防治中也有一定作用,但具体作用机制和应用条件还有待进一步明确。

第四节　老年人肌肉减少症的预防

一、营养风险评估

常规对老年人进行营养风险评估,了解老年人的食欲、咀嚼功能和体重的变化,以及是否存在其他影响进食的疾病。

二、积极治疗慢性病

慢性疾病往往伴发炎症反应及蛋白质分解代谢增强。有效控制慢性疾病可减轻机体的炎症反应,对于保持肌肉容量,维持肌力和肌肉功能有重要作用。

三、增加蛋白质及氨基酸摄入

蛋白质占肌肉重量的 20%,是合成肌肉的重要原料。老年人每天摄入 $1.0\sim$ $1.5\ g/kg$ 体重的蛋白质,即体重 50 kg 的老年人每天应摄入 $50\sim75\ g$ 蛋白质(瘦肉、蛋、奶、深海鱼或虾等)。有慢性疾病的人每天应摄入 $1.2\sim1.5\ g/kg$ 体重的蛋白质。

亮氨酸是组成肌肉蛋白质的重要氨基酸,乳清蛋白中亮氨酸含量高,老年人也可通过摄入乳制品或使用乳清蛋白补充剂来增加造肌原料。

四、增加维生素 D 的摄入

人群中普遍存在维生素 D 不足和缺乏,在不能经常进行户外活动的老年人中更是如此,此类老人往往表现为肌肉无力,活动困难等。一项研究表明,维生素 D 有助于女性塑造肌肉和减少肌肉量流失,甚至可将肌肉维持到更年期后十几年。另外一项来自巴西的研究显示,服用维生素 D 的女性肌肉力度增加 25%。维生素 D 不仅可以预防骨质疏松,还可以促进肌肉蛋白合成,维生素 D 缺乏与老年人活动能力下降和跌倒、骨折风险增加有关。

老年人应该定期检测体内维生素 D 的含量,对于缺乏维生素 D 的老年人,应及时补充维生素 D,这对增加肌肉强度、预防跌倒和骨折非常有意义。对于预防和治疗肌少症,专家推荐每日补充维生素 D 800 U,血清 25-羟基维生素 D 水平维持在 30 nmol/L,可维持肌肉健康。

食物蛋白质能促进肌肉蛋白质的合成,特别是富含亮氨酸等支链氨基酸的优质蛋白质,如乳清蛋白及其他动物蛋白,更有益于预防肌肉衰减综合征。其推荐摄入量是 $1.0\sim1.5\ g/(kg\cdot d)$,$1.02\ g/(kg\cdot d)$ 的蛋白质才能维持老年人机体的正氮平衡,而这仅仅是正氮平衡,要维持肌肉质量和肌力,老年人需要更多的蛋白,$1.2\ g/(kg\cdot d)$ 是一个比较理想的补充量。优质蛋白质比例最好能达到 50%,并均衡地分配到一日三餐中。

对于肌肉量丢失和肌肉功能减弱的老年人,在控制总脂肪摄入量的前提下,增加不饱和脂肪酸的摄入有助于促进肌肉蛋白质的合成,常见食物有深海鱼等一些海产品或鱼油。

五、增加运动

运动是获得和保持肌量和肌力最有效的手段之一。鼓励自青少年时期就加强运动,以获得足够的肌量、肌力和骨量。在中老年期坚持运动以保持肌量、肌力和骨量。老年人运动方式的选择需要因人而异。

采用主动运动和被动活动,肌肉训练与康复相结合的手段,达到增加肌量和肌力,改善运动能力和平衡能力,进而减少骨折的目的。目前国内外专家一致认为,老年人应坚持每周至少 5 次有氧运动锻炼(如快走、慢跑等),每次不低于 30 min。此外,每周还需进行至少 3 次力量训练(如坐位抬腿、静力靠墙蹲、举哑铃、拉弹力带等),每次持续 10~15 min。对于患有糖尿病、心脑血管疾病等慢性疾病的老年人,则需在医生的指导下,制订合理的锻炼计划。老年人运动干预的选择需遵循安全、有效的原则,尤其要注意安全。

第十章　老年人失眠症照护

　　失眠症(Insomnia)是以频繁而持续的入睡困难和(或)睡眠维持困难并导致睡眠感不满意为特征的睡眠障碍。失眠症可孤立存在或者与精神障碍、躯体疾病或物质滥用共病,可伴随多种觉醒时功能损害。失眠是常见的睡眠问题,其患病率高,欧美各国家患病率为 20%～30%,我国为 10%～20%。老年人失眠症的年患病率达 5%,且低收入、教育程度低和丧偶等因素均可增加失眠症的发病率。据统计,65 岁以上人群中,失眠症的发病率为 20%～50%。此外,在 1～10 年的随访研究中,成人失眠持续率为 30%～60%,提示失眠的病程具有持续性特征。另一方面,失眠具有一定(自然)缓解性,病程呈现波动性。失眠的持续率具有年龄差异。失眠症会降低老年人对自身健康的评价、增加抑郁症风险,引起认知功能减退。此外,失眠还是冠心病和症状性糖尿病的独立危险因素。因此关注老年失眠症的病因、护理及预防至关重要。

第一节　老年人失眠症的危险因素

一、生理因素

(一)年龄

　　年龄为失眠的显著危险因素。慢性失眠症的现患率从儿童的4.0%、青年人的9.3%,增加到老年人的38.2%。随着年龄的增长,松果体功能逐渐减退,下丘脑视交叉上核中的褪黑素分泌减少、心内神经元血管加压素的表达降低,都会改变睡眠结构,使睡眠觉醒周期的调节能力下降。老年人中枢神经系统的结构和功能发生退行性改变,还可导致睡眠调节功能的下降。另外,老龄相关的晶状体浑浊可使下丘脑视交叉上核对睡眠觉醒节律的调节能力下降。

（二）性别

女性患病风险约为男性的1.4倍,该比例在大于45岁人群中甚至增至1.7倍。

二、既往史与家族史

曾经存在失眠发作的人群的再次发病率是其他普通人群的5.4倍;有家族史的普通人群的新发病率是无家族史人群的3倍。

三、原发性睡眠障碍

原发性睡眠障碍是一类非药物或其他精神疾病引起的睡眠障碍,多见于老年人群,包括昼夜节律睡眠障碍(睡眠时相综合征和睡眠时相延迟综合征)、睡眠呼吸暂停综合征(阻塞型、中枢型或混合型)、不宁腿综合征和周期性肢体运动障碍等。老人可表现为失眠、白天嗜睡、夜间活动和不愉快的躯体感觉等症状。

四、躯体疾病

患有慢性内科疾病的老人往往报告有失眠症状,而失眠人群罹患内科疾病的发生率显著高于非失眠人群。老年人躯体疾病多样,导致失眠症的躯体疾病或症状主要有:

(1) 疼痛,如类风湿关节炎、腰椎间盘突出、骨骼肌疼痛和其他疼痛情况。

(2) 心血管疾病,如心力衰竭、心悸、夜间呼吸困难、夜间型心绞痛。

(3) 肺部疾病,如慢性阻塞性肺疾病、过敏性鼻炎(鼻塞)。

(4) 消化系统疾病,如胃食管反流病、消化性溃疡病、便秘、腹泻和肛门瘙痒。

(5) 泌尿系统疾病,如尿频、尿潴留、膀胱排空不完全、尿失禁。

(6) 中枢神经系统疾病,如脑卒中、帕金森病、阿尔茨海默病和癫痫。

(7) 其他,如瘙痒、妇女绝经后的潮热等。

五、心理因素

精神和心理因素是影响老年失眠症的重要因素之一。与年轻人相比,老年人心理更脆弱且无助,老年人往往会感觉寂寞和孤独。随着年龄的增长,老年人容易产生悲观和伤感等负面情绪。过于担心家庭事务,但又力不从心,使得老年人容易抑郁和焦虑。另外,丧偶、家庭关系不和谐、儿女不孝、经济压力大也会使老年人心情不好,甚至出现厌世观念。失眠症是患抑郁症老人常见的症状,且易合并躯体上的不适。同样,长期失眠的老人也容易合并抑郁或焦虑障碍。此外,如果出现躯体性疾病,会进一步加重不良情绪的发生。

六、行为和环境因素

与正常人相比,失眠症老人存在对睡眠的不合理信念、夜间焦虑和非功能性睡眠行为等问题。老人表现为对失眠结果的扩大化,担心失眠会导致严重的疾病,造成身体实质性损伤,并且将不良情绪归咎于失眠。

在老年人群中,白天小睡、提前上床、上床后活动(看书、看电视)、吃得过多、缺乏运动和久坐等均可能导致失眠症。

睡眠环境是影响人睡眠质量的重要因素之一,噪声、强光、温度不宜、床不舒适和缺乏阳光照射都可能会造成老年失眠症。

第二节　老年人失眠症的表现

一、失眠症的评估

睡眠状况的临床评估是临床诊断和合理治疗方案制订的基础,包括临床大体评估、主观测评和客观测评。

(一)临床大体评估

(1)主诉。

即就诊希望解决的睡眠问题。核心信息包括失眠的具体特点、日间症状及其基本表现和持续时间。重点评估失眠第一次发生时的背景、表现和演变过程,并对失眠的具体特点做出判断,即是以入睡困难为主,还是以睡眠维持困难为主? 这些表现随着时间如何演变?

(2)睡前状况。

即从傍晚到卧床入睡前的行为和心理活动。要评估老人的行为模式、心理活动、情绪状态，也要了解睡眠环境，包括卧室的温度、湿度、光照条件、寝具等。了解老人关于失眠的认知及行为特点，也是制订心理治疗方案的基础。

（3）睡眠-觉醒节律。

了解老人日常作息习惯，初步评估睡眠-觉醒规律，排除各种昼夜节律失调性睡眠-觉醒障碍。

（4）夜间症状。

从入睡到清晨醒来的过程中，可能出现与睡眠相关的且可能影响睡眠质和量的某种睡眠、神经或精神疾病，需要明确病因。

（5）日间活动和功能。

包括觉醒和（或）警觉状态、情绪状态、精神痛苦程度、注意力和（或）记忆力等认知功能、日常生活和工作状态的变化，以及对躯体指标（如血压、血糖、血脂等）的影响。

（6）其他病史。

评估躯体疾病、精神障碍疾患及其治疗情况，应激事件以及生活和工作情况。对女性老人，还应评估月经周期、妊娠期和（或）更年期的影响。

（7）体格检查、实验室检查和精神检查。

（8）家族史。

重点是一级亲属中睡眠紊乱、精神障碍、严重或慢性躯体疾病史。

（二）主观测评

1. 睡眠日记

以每天 24 h 为单元，记录每小时的活动和睡眠情况，连续记录时间是 2 周（至少 1 周）。

2. 量表评估

常用量表包括匹兹堡睡眠质量指数（PSQI）、睡眠障碍评定量表（SDRS）、Epworth 嗜睡量表（ESS）、失眠严重指数量表（ISI）、清晨型-夜晚型量表（MEQ）、睡眠不良信念与态度量表（DBAS）和福特应激失眠反应测试量表（FIRST）等。

（三）客观测评

1. 多导睡眠图（PSG）

又称睡眠脑电图。主要用于睡眠、梦境研究以及抑郁症、睡眠呼吸暂停综合征的诊断。其使用建议如下：

（1）怀疑合并其他睡眠疾病的失眠应进行 PSG 以确定诊断，治疗后还应复查 PSG 以评估疗效。

（2）未确定诊断，或治疗无效、伴暴力及伤害行为的失眠应进行 PSG 监测以确诊。

（3）临床确诊单纯短期失眠或慢性失眠通常不需要应用 PSG。

（4）痴呆、抑郁、纤维肌痛或慢性疲劳综合征合并的失眠鉴别通常不需要应用 PSG。

2. 多次睡眠潜伏期试验（MSLT）

可客观评定失眠老人日间觉醒程度和嗜睡倾向。失眠老人的 MSLT 表现：通常显示日间警觉性在正常范围，平均睡眠潜伏期延长表明可能存在过高警觉或者过度觉醒；少数失眠老人的平均睡眠潜伏期缩短，应考虑是否存在其他睡眠疾病；合并日间嗜睡或发作性睡病的失眠老人可出现 MSLT 平均睡眠潜伏期缩短，前夜 PSG 和 MSLT 中共出现 2 次以上以快速眼动（REM）期开始的睡眠。

MSLT 使用建议：

（1）为明确诊断，日间嗜睡或猝倒的失眠老人应进行 MSLT 评价，治疗后应复查 PSG 以评估疗效。

（2）临床确诊为单纯短期失眠或慢性失眠者通常不需应用 MSLT 评价。

（3）临床确诊为单纯短期失眠或慢性失眠者通常不需应用清醒维持试验评价。

3. 体动记录检查

用来评估睡眠-觉醒节律。使用建议：

（1）失眠包括抑郁相关失眠的昼夜节律变化或睡眠紊乱应进行体动记录检查评价，治疗后还应复查以评估疗效。

（2）评估昼夜节律失调性睡眠。

二、失眠症的诊断

失眠症分为慢性失眠症、短期失眠症及其他类型的失眠症。其他类型的失眠症仅在老人不能满足慢性和（或）短期失眠症的情况下做出诊断，需慎重诊断。与慢性失眠症相比，短期失眠症的诊断不要求病程超过 3 个月以及频度超过每周 3 次。

根据慢性失眠症诊断标准如下，且标准 A～F 都必须满足：

A. 老人报告或老人父母、照顾者观察到老人存在下列 1 条或以上：

（1）入睡困难。

（2）睡眠维持困难。

（3）比期望的起床时间醒来早。

（4）在适当的时间点不肯上床睡觉。

（5）没有父母或照顾者干预难以入睡。

B. 老人报告或老人父母、照顾者观察到老人存在下列与夜间睡眠困难相关的 1 条或以上：

（1）疲劳或萎靡不振。

（2）注意力、专注力或记忆力下降。

（3）社交、家庭、职业或学业等功能损害。

（4）情绪不稳或易激惹。

（5）日间瞌睡。

（6）行为问题（如活动过度、冲动或有攻击性）。

（7）动力、精力或工作主动性下降。

（8）易犯错或易出事故。

（9）对自己的睡眠质量非常关切或不满意。

C. 这些睡眠/觉醒主诉不能完全由不合适的睡眠机会（如充足的睡眠时间）或环境（如黑暗、安静、安全、舒适的环境）解释。

D. 这些睡眠困难和相关的日间症状至少每周出现 3 次。

E. 这些睡眠困难和相关的日间症状持续至少 3 个月。

F. 这些睡眠困难和相关的日间症状不能被其他的睡眠障碍更好地解释。

短期失眠症的诊断标准与慢性失眠症类似，但病程少于 3 个月，且没有频率的要求。

第三节　老年人失眠症的处理

一、治疗

（一）老年人失眠症治疗适应证

慢性失眠症需要进行规范性治疗。而对于短期失眠症，往往可以找到相关的诱发因素,去除诱因可使部分老人睡眠恢复正常,但仍有一部分老人会转为慢性失眠症。由于失眠具有慢性化、复发性的特点,所以对于短期失眠症老人需要积极治疗。

(二) 总体目标和具体目标

1. 总体目标

(1) 增加有效睡眠时间和(或)改善睡眠质量。

(2) 改善失眠相关性日间损害。

(3) 减少或防止短期失眠症向慢性失眠症转化。

(4) 减少与失眠相关的躯体疾病或精神障碍共病的风险。

2. 具体目标

(1) 去除诱发失眠的因素可使部分老人睡眠恢复正常。

(2) 改善睡眠后达到的具体指标,如总睡眠时间>6 h、睡眠效率>80%、睡眠潜伏期<30 min、入睡后觉醒时间<30 min、降低觉醒次数或者减轻其他失眠症状。

(3) 在床与睡眠之间建立积极和明确的联系。

(4) 改善失眠相关性日间损害,如精力下降、注意或学习困难、疲劳或躯体症状、情绪失调等。

(5) 改善与失眠相关的心理行为学问题。

(6) 避免药物干预带来的负面影响。

(三) 持续性评估

失眠症治疗过程中,一般需要每个月进行1次临床症状评估。在治疗过程中每6个月或旧病复发时,需对老人睡眠情况进行1次全面评估。评估方法包括:主观性评估与客观性评估。持续性评估有助于分析治疗效果和指导制订下一步治疗方案。在进行一种治疗方法或者联合治疗方法无效时,应考虑更换其他心理行为疗法、药物疗法或联合疗法,同时应注意重新进行病因筛查及其他共存疾病的评估。中止治疗6个月后需要重新进行评估,因为这是失眠症状复发的高危时期。

二、心理治疗

(一) 心理治疗的目标

改变失眠老人的不良认知和行为因素,增强老人自我控制失眠症的信心。总体的治疗目标是：

（1）确认导致慢性失眠的不当行为和错误认知。

（2）让老人改变自己对失眠的错误认知，重塑有助于睡眠的认知模式。

（3）消除努力入睡和增加的觉醒次数之间的关系，加强床、放松及睡眠之间的良性联系。

（4）形成规律的作息时间，建立健康的睡眠习惯和营造良好的睡眠环境，有利于重塑睡眠生理周期，增加夜晚的睡眠驱动力。

（5）消除常见的心理、生理性觉醒和对睡眠的焦虑。

（二）心理治疗的形式

心理和行为治疗是首选的失眠症治疗方法，最常见的是认知行为疗法。长期来看，认知行为疗法的疗效优于药物疗法。

（三）具体治疗方法

1. 睡眠卫生

找出失眠老人不良的生活与睡眠习惯，从而帮助其建立良好的睡眠习惯，营造舒适的睡眠环境。尚无足够证据证明单独运用睡眠卫生疗法有确切的疗效，需要与其他心理行为治疗方法联合运用。

2. 认知疗法

帮助老人认识到自己对于睡眠的错误认知，以及对失眠问题的非理性信念与态度，使老人重新树立起关于睡眠的积极、合理的观念，从而达到改善睡眠的目的。

3. 睡眠限制

通过睡眠限制缩短夜间睡眠的卧床时间，增加睡眠的连续性，直接提高睡眠效率，并且通过禁止夜间小睡，增加夜晚的睡眠驱动力。

4. 刺激控制

通过减少卧床时的觉醒时间来消除老人存在的床与觉醒、沮丧、担忧等不良后果之间的消极联系，重建床与睡眠之间积极明确的联系。

5. 松弛疗法

松弛疗法可以降低失眠老人睡眠时的紧张与过度警觉，从而促进老人入睡，减少夜间觉醒，提高睡眠质量。该疗法适合夜间频繁觉醒的失眠老人。

6. 矛盾意向

该疗法假设老人在有意进行某种活动时改变了自己对该行为的态度，态度的变化使得原来伴随该行为出现的不适应的情绪状态与该行为脱离开，让老人直面觉醒（努力入睡却没有能够成功）及失眠所引起的恐惧和焦虑。

7. 多模式疗法

在失眠症的诊疗中，很多临床医师会使用不同组合形式的多模式疗法（刺激控制、松弛疗法、睡眠限制）和睡眠卫生教育。

8. 音乐疗法

轻柔舒缓的音乐可以使老人交感神经兴奋性降低，焦虑情绪和应激反应得到缓解，也有将老人的注意力从难以入眠的压力中分散出来的作用，这可以促使老人处于放松状态从而改善睡眠。

9. 催眠疗法

可以增加老人放松的深度，并通过放松和想象的方法减少与焦虑的先占观念有关的过度担忧以及交感神经兴奋。

三、药物治疗

（一）药物治疗的目标

缓解症状，改善睡眠质量和（或）延长有效睡眠时间，缩短睡眠潜伏期，减少入睡后觉醒次数，实现疗效和潜在的药物不良反应之间的平衡，提高老人对睡眠质和量的主观满意度，恢复社会功能，提高老人的生活质量。药物治疗过程中，应根据以下方面选择药物种类：

（1）临床症状。

（2）治疗目的。

（3）既往治疗疗效。

（4）老人的倾向性意见。

（5）费用。

（6）可获得性。

（7）共患疾病。

（8）禁忌证。

（9）联合用药之间的相互作用。

（10）不良反应。

（二）药物治疗的原则

1. 基本原则

在病因治疗、认知行为疗法和睡眠健康教育的基础上，酌情给予催眠药物。

2．个体化

用药剂量应遵循个体化原则，小剂量开始给药，一旦达到有效剂量后不轻易调整药物剂量。

3．给药原则

按需、间断、足量。每周服药 3～5 d 而不是连续每晚用药。需长期药物治疗的老人宜"按需服药"，即预期入睡困难时，在上床前 5～10 min 服用镇静催眠药物。上床 30 min 后仍不能入睡时服用；比通常起床时间提前 5 h 以上醒来，且无法再次入睡时服用（仅适合使用短半衰期的药物）；当第 2 天日间有重要工作或事情时可于睡前服用；但抗抑郁药不能采用间歇疗程的方法。

4．疗程

应根据老人睡眠情况来调整用药剂量和维持时间：短于 4 周的药物干预可选择连续治疗；超过 4 周的药物干预需要每个月定期评估；每 6 个月或旧病复发时，需对老人睡眠情况进行全面评估；必要时变更治疗方案，或者根据老人的睡眠改善状况适时采用间歇治疗。

（三）推荐用药顺序

（1）短、中效的苯二氮䓬受体激动剂（BzRAs）或褪黑素受体激动剂（如雷美替胺）。

（2）其他 BzRAs 或褪黑素受体激动剂。

（3）具有镇静作用的抗抑郁剂（如曲唑酮、米氮平、氟伏沙明、多塞平），尤其适用于伴有抑郁和（或）焦虑症的失眠老人。

（4）联合使用 BzRAs 和具有镇静作用的抗抑郁剂。

（5）处方药（如抗癫痫药、抗精神病药）不作为首选药物使用，仅适用于某些特殊情况和人群。

（6）巴比妥类药物、水合氯醛等虽已被 FDA 批准用于失眠的治疗，但临床上并不推荐应用。

（7）非处方药（如抗组胺药）常被失眠老人用于失眠的自我处理，临床上并不推荐使用；此外食欲素受体拮抗剂中的苏沃雷生（Suvorexant）已被 FDA 批准用于失眠的治疗。

（四）药物治疗的调整

1．换药指征

推荐治疗剂量无效；对药物产生耐受性或严重不良反应；与正在使用的其他药

物发生相互作用;长期使用(超过 6 个月)导致减药或停药困难;有药物成瘾史的老人。

2. 换药方法

如果首选药物治疗无效或无法遵医嘱服药,可更换为另一种短、中效的 BzRAs 或者褪黑素受体激动剂。需逐渐减少原有药物剂量,同时开始给予另一种药物,并逐渐加量,在 2 周左右完成换药过程。

3. 常用减量方法

逐步减少睡前药量和(或)变更连续治疗为间歇治疗。

(五)终止药物治疗

1. 停药指征

老人感觉能够自我控制睡眠时,考虑逐渐减量、停药;如失眠与其他疾病(如抑郁症)或生活事件相关,当病因去除后,也应考虑减量、停药。

2. 停药原则

避免突然中止药物治疗,应逐步减量、停药以减少失眠反弹,有时减量过程需要数周甚至数个月。

四、物理治疗

物理治疗作为一种失眠治疗的补充技术,不良反应小,临床应用的可接受性强。

1. 光照疗法

光刺激影响位于下丘脑控制昼夜节律的视交叉上核,抑制松果体对褪黑素的分泌。光照疗法可以通过帮助建立并巩固规律的睡眠觉醒周期来改善睡眠质量、提高睡眠效率和延长睡眠时间。

光照疗法是一种自然、简单、低成本的治疗方法,而且不会导致残余效应和耐受性。不良反应包括头痛、眼疲劳,也可能诱发轻度躁狂。

2. 重复经颅磁刺激

以固定频率和强度连续作用于某一脑区的经颅磁刺激,称为重复经颅磁刺激(rTMS)。低频($\leqslant 1$ Hz)rTMS 能够抑制大脑皮质的兴奋性。对健康人的研究发现,其能够增加慢波睡眠的波幅,加深睡眠深度,增强记忆,有助于机体恢复,而国内已经有较多 rTMS 治疗失眠症的报道,认为该技术是治疗慢性失眠症的有效手段。

3．生物反馈疗法

生物反馈疗法指通过人体内生理或病理的信息进行自身的反馈,老人经特殊的训练后,产生有意识的"意念"的控制及心理的训练,达到治疗疾病和恢复身心健康目的的一种新型物理疗法。脑电生物反馈疗法的报道多来自于国内的小样本研究,其效果仍需要更严格的临床研究来证实。

4．电疗法

电疗法的原理是采用低强度微量电流刺激大脑,直接调节大脑、下丘脑、边缘系统及网状结构,产生镇静性的内源性脑啡肽,从而有效地控制紧张焦虑情绪,从而改善睡眠。国内的电疗法研究都是小样本对照研究,仍需要更严格的临床研究来证实。主要不良反应表现为对皮肤的刺激和头痛。

5．其他

超声波疗法、音乐疗法、电磁疗法、紫外线光量子透氧疗法、低能量氦氖激光都有对治疗失眠有效的报道,但都缺乏设计严谨的临床试验来证实。

五、中医治疗

（一）中医辨证论治的分类及治疗

失眠症在中医学中称为"不寐病",以辨证论治为基础。目前标准有:《失眠症中医临床实践指南》《中医证候诊断疗效标准》《中药临床研究指导原则》《中医睡眠医学》。其中以《失眠症中医临床实践指南》为基础的较多。为方便临床应用,本章节根据《中华人民共和国药典》2015版收载的中成药进行用药推荐。

1．心胆气虚证

主症:心悸胆怯,不易入睡,寐后易惊。

次症:遇事善惊,气短倦怠,自汗乏力。

推荐方药:安神定志丸、合酸枣仁汤。

推荐中成药:枣仁安神胶囊。

2．肝火扰心证

主症:突发失眠,性情急躁易怒,不易入睡或入睡后多梦惊醒。

次症:胸胁胀闷,善太息,口苦咽干,头晕头胀,目赤耳鸣,便秘溲赤。

推荐方药:龙胆泻肝汤(《卫生宝鉴》)。

推荐中成药:龙胆泻肝丸。

3．痰热扰心证

主症:失眠时作,噩梦纷纭,易惊易醒。

次症：头目昏沉，脘腹痞闷，口苦心烦，饮食少思，口黏痰多。

推荐方药：黄连温胆汤（《六因条辨》）。

推荐中成药：珍珠末。

4. 胃气失和证

主症：失眠多发生在饮食后，脘腹痞闷。

次症：食滞不化，嗳腐酸臭，大便臭秽，纳呆食少。

推荐方药：保和丸（《丹溪心法》）、合平胃散（《太平惠民和剂局方》）。

推荐中成药：归脾丸。

5. 瘀血内阻证

主症：失眠日久，躁扰不宁，胸不任物，胸任重物，夜多惊梦，夜不能睡，夜寐不安。

次症：面色青黄，或面部色斑，胸痛、头痛日久不愈，痛如针刺而有定处，或呃逆日久不止，或饮水即呛，干呕，或内热瞀闷，或心悸怔忡，或急躁善怒，或入暮潮热。

推荐方药：血府逐瘀汤（《医林改错》）。

推荐中成药：血府逐瘀丸（口服液或胶囊）、七十味珍珠丸。

6. 心脾两虚证

主症：不易入睡，睡而不实，多眠易醒，醒后难以复寐、心悸健忘。

次症：神疲乏力，四肢倦怠，纳谷不香，面色萎黄，口淡无味，腹胀便溏。

推荐方药：归脾汤加减（《校注妇人良方》）。

推荐中成药：归脾丸、柏子养心丸（片）。

7. 心肾不交证

主症：夜难入寐，甚则彻夜不眠。

次症：心中烦乱，头晕耳鸣，潮热盗汗，男子梦遗阳痿，女子月经不调，健忘，口舌生疮，大便干结。

推荐方药：六味地黄丸、合交泰丸（《四科简效方》）。

推荐中成药：朱砂安神丸、酸枣仁合剂。

（二）中医针灸治疗

1. 心胆气虚证

心俞、胆俞、膈俞、气海补法，神庭、四神聪、本神、神门、三阴交平补平泻法。

2. 肝火扰心证

肝俞、行间、大陵、合谷、太冲、中脘、丰隆、内关，以泻为主，神庭、四神聪、本神、百会、神门、三阴交平补平泻法。

3. 痰热扰心证

太冲、丰隆泻法，神庭、四神聪、本神、神门、三阴交平补平泻法。

4. 胃气失和证

中脘、足三里、阴陵泉、内关、神庭、四神聪、本神、神门、三阴交平补平泻法。

5. 淤血内阻证

肝俞、膈俞、血海、三阴交,以泻为主,神庭、四神聪、本神、神门、三阴交平补平泻法。

6. 心脾两虚证

心俞、厥阴俞、脾俞、太冲、太白、中脘、足三里、神门、神庭、四神聪、本神、三阴交平补平泻法。

7. 心肾不交证

心俞、肾俞、照海、太溪、神庭、四神聪、本神、神门、三阴交平补平泻法。

（三）电针疗法

基于传统中医理论,用电针给予人体穴位刺激,用以治疗疾病的一种方法。研究显示电针对原发性失眠的短期治疗安全、有效。

（四）中药使用方法建议

(1) 服用时间:午饭和晚饭后 0.5～1.0 h。

(2) 注意事项:服药期间不能饮酒、吸烟,避免睡眠前的干扰因素,正在服用催眠药物的老人逐渐减药。

六、老年人失眠症护理

（一）正确认识失眠症,加强心理护理

老年人要正确认识失眠,睡眠不深、早醒、多梦是老年人常见的现象,不必过度焦虑和恐惧。老年人的子女需要多陪伴老年人,尽量避免老年人产生孤独、寂寞的负面情绪,及时了解老年人的心理状况,并帮其解决困难。老年人子女还要注意,尽量避免就寝前告诉老年人一些有可能严重影响老年人情绪的事情,以免他们由于接受不了或者过度担忧而失去睡意。

（二）创建良好的睡眠习惯

老年人睡前应保持良好的习惯。睡前不饮咖啡、浓茶等饮料,戒烟、限酒,可饮热牛奶。枕头不要过高,最佳的枕高应该为睡者一肩高左右。

积极调整卧床时间,睡醒后在床上躺的时间不要太长。睡觉时应选择右侧卧

位,因心脏偏于胸前左侧,右侧卧位可使全身肌肉放松,心胸不受压迫,呼吸舒畅,保证睡眠时全身氧气供应。

选择最佳的睡眠方向,采取头朝南或北睡觉,顺着地磁南北方向,可产生生物磁化效应,使生物电加强,利于器官机能调整,利于身体健康。

(三)营造良好的睡眠环境

居室应保持干净、整洁、无异味。老年人的床上用物,如被单、枕巾、枕套等应该经常清洗。对于认床睡的老年人,换床睡时尽量不要更换原先的被子和枕头,以减少老年人对新床的陌生感。保持室内合适的温度和湿度。对于过于干燥的居室,可用较湿的拖把拖地,或者在居室内放置一盆热水,以提高室内的湿度。

(四)用药指导

利尿药、兴奋中枢神经系统的药物应避免晚间服用,避免因夜间多次排尿或精神过度兴奋而影响睡眠。指导老年人不要擅自服用安眠药,因为安眠药常常有时间滞后的抑制作用,会导致白天嗜睡、乏力、精神萎靡而容易发生意外跌倒等不良后果,特别是患有睡眠呼吸暂停综合征的老年人,安眠药可延长呼吸暂停的时间,以致发生猝死。所以,老年人应该在医生的指导下正确服用适合自己的安眠药。

(五)膳食指导

指导老年人膳食应注意粗细搭配,科学的烹饪方法使食品易于消化,每天3餐或4餐,避免暴饮暴食,少吃辛辣刺激食物。宜食富有营养、清淡的食物。也可给老年人制订合理的食疗计划,食疗既不同于单用药物治病,又不同于纯服米粥调理,药物与米谷配伍同煮为粥,相须、相使可起到协同作用。

(六)加强体育锻炼

在非睡眠时间,指导老年人多参加体育活动,如游泳、打太极、交谊舞、登山等,使老年人放松身心。指导老年人睡前用暖水泡脚,加强血液循环;睡前半小时,先擦热双手掌,右掌按摩左足心、左掌按摩右足心各半分钟,可促进老年人的睡眠。指导老年人睡前做放松呼吸,全身平躺,有助于老年人尽快进入睡眠阶段。

第四节　老年人失眠症的预防

一、睡眠的用具

无论是南方的床,还是北方的炕,在安放或修造时,都应南北顺向,入睡时头朝北、脚朝南,使机体不受地磁的干扰。床铺的硬度宜适中,过硬的床铺会使人因受其刺激而不得不时常翻身,难以安睡,睡后又周身酸痛;枕高一般以睡者的一肩(约10 cm)为宜,过低易造成颈椎生理骨刺。在夏季,枕头要经常翻晒,以免病菌进入口鼻,使肺系疾病增多。

二、睡眠的姿势

有心脏疾患的人,最好多右侧卧,以免造成心脏受压而增加发病概率;脑部因血压高而疼痛者,应适当垫高枕位;肺系病人除垫高枕外,还要经常改换睡侧,以利于痰涎排出,胃见胀满和肝胆系疾病者,以右侧位睡眠为宜;四肢有疼痛处者,应避免压迫痛处而卧。总之,选择舒适、有利于病情的睡位,有助于安睡。

三、睡眠的时间

睡眠时间一般应维持7～8小时,但不一定强求,应视个体差异而定。入睡快而睡眠深、一般无梦或少梦者,睡上 6 h 即可完全恢复精力;入睡慢而浅睡眠多、常做噩梦者,即使睡上 10 h,仍难精神清爽。应通过各种治疗,以获得有效睡眠,只是延长睡眠时间反而对身体有害。

四、睡眠的环境

睡眠的好坏,与睡眠环境关系密切。在 15～24 ℃的温度中,可获得安睡。冬季关门闭窗后吸烟留下的烟雾以及逸漏的燃烧不全的煤气,也会使人不能安睡。在发射高频电离电磁辐射源附近居住、长期睡眠不好而非自身疾病所致者,最好迁徙离开辐射源居住。人们若能掌握科学睡眠的四要素,则能有效地提高睡眠质量,以更充沛的精力投入工作。

五、适量的锻炼

剧烈运动后往往很难入睡。每天进行适量的运动不但有助于缓解压力,减少梦中惊醒,减轻失眠症状,舒缓压力,达到身心健康的效果,而且可以延长深睡眠的时间,但需要注意的是,运动应该在睡前 2 h 前进行,因为运动会提高人体的体温,促进肾上腺素的分泌,使人精神振奋,难以入睡。

六、睡前饮食习惯

如果睡前吃太饱,由于胃里囤积了大量食物必定会影响睡眠,更有甚者会引起胃痛,因此睡前不要吃太饱。睡前应远离咖啡和尼古丁,因为咖啡等会使人兴奋,睡前喝会导致入睡困难。

第十一章　老年人抑郁症照护

抑郁症(Depressive Disorders)是老年期最常见的精神障碍之一。据世界卫生组织统计,抑郁症老人占老年人口的 7%～10%,患有躯体疾病的老年人,其发生率可达 50%。临床主要表现为以抑郁综合征为特征的疾病。随着人均寿命的延长和老年性疾病发病率逐渐增高,老年人抑郁症的患病率也相应增高,严重危害老年人的身心健康。老年人的心理状况,不仅反映并且影响老年人的生理及其所处的社会环境,还与许多老年疾病有着密切关系,如老年人高血压病、胃溃疡病等,均与老年人长期紧张焦虑情绪分不开。此外,老年人的心理状况对老年人的老化过程、老年人的健康长寿及老年疾病的治疗影响都很大。世界卫生组织认为,抑郁症现在是老年人中仅次于心脑血管疾病的第二号杀手。因此,我们必须重视对老年人心理特点及变化的研究。

第一节　老年人抑郁症的危险因素

抑郁症是一种以持久(至少 2 周)的情绪低落或抑郁心境为主要临床表现的精神障碍,又称为情感障碍。老年抑郁症(Depressive Disorder in Elderly)是指 60 岁以上首次发病,以持久抑郁为主要临床表现的精神障碍,以不典型抑郁多见。在 65 岁以上人群中,患病率为 7%～10%,伴有其他躯体疾病者高达67.4%。目前,老年抑郁症的病因尚不明确,可能与遗传、大脑解剖结构和病理改变、生化和社会心理等因素有关。这些因素错综复杂并相互交织,对抑郁的发生均有明显影响。

一、发生的危险因素

1.遗传因素
遗传因素的作用较弱。

2.社会心理因素
一方面,对躯体疾病及精神挫折的耐受能力日趋下降;另一方面,遭受各种心理应激的机会越来越多,如配偶亡故、子女分居、社会地位改变、经济困难和疾病缠身等因素,都会造成或加重老年人的孤独、寂寞、无用、无助感,而成为诱因。

3.人格特征
正常老化过程常伴有人格特征的改变,如内向、孤僻、被动、依赖、固执、情绪不稳、神经过敏和刚愎自用等。

4.生物学异常
(1)神经递质。抑郁障碍的神经生化机制涉及 5-羟色胺(5-HT)、去甲肾上腺素(NE)、多巴胺(DA)三个主要的神经递质,它们的异常与抑郁障碍的产生有关。

(2)下丘脑-垂体肾上腺系统功能异常。

(3)生物节律紊乱,如快速动眼睡眠期缩短。

5.生理学退化
大脑发生退行性变,如脑重量由于萎缩而减轻;以及脑室扩大、脑沟增宽、脑回扁平、神经细胞皱缩等。

二、发作的危险因素

1.性别
女性抑郁障碍的患病率为男性的 2 倍,可能与激素水平、心理应对模式有关。

2.社会经济地位
低社会阶层者患重度抑郁的风险比高社会阶层者高。

3.某些人格特征
焦虑、强迫、冲动等特质较明显的个体易发生抑郁障碍。

4.社会环境
遭遇各种生活事件,如老人丧偶、丧失亲人、长期独居、生活在相对封闭的家庭环境、经济拮据等均易出现抑郁情绪。

5.躯体因素
老年人躯体疾病日渐增多,恶性肿瘤、糖尿病、冠心病、脑血管疾病及各种慢性病常导致抑郁障碍。

三、可能导致老年抑郁发作的其他社会心理因素

（1）精神分析学派认为愤怒情绪受到压抑会导致抑郁情绪。被压抑的愤怒导向内部，进而转为自责和自我怨恨。

（2）认知心理学派认为自我评判、自我扭曲、自我否定或自我挫败等观念是抑郁障碍产生的根本原因。

（3）抑郁常由应激事件引发，危及生命的生活事件发生后 6 个月内，抑郁障碍发生风险增加 6 倍。丧偶是与抑郁障碍最相关的应激因素。其他不良社会心理因素同时存在时，致病作用可叠加。

第二节　老年人抑郁症的表现

一、诊断与分类

抑郁障碍是一类具有"发作性"特点的精神疾病。诊断时既要评估目前发作特点，还要评估既往发作情况。诊断根据病史、临床症状、病程特点及量表测查、体格检查和实验室检查，诊断标准具体可参照国际疾病的诊断分类标准（ICD-10）中抑郁发作的诊断，并依据 ICD-10 精神疾病分类标准确诊，其中最主要的是临床症状和病程。由专科医生根据病史、家族史、临床症状、实验室检查做出临床诊断。

（1）症状标准：以心境低落为主，并有兴趣丧失，精力减退，自我评价过低，睡眠障碍，精神运动性迟滞，思考能力下降，食欲减退，性欲降低等 4 项以上问题。

（2）严重标准：社会功能受损，给本人造成痛苦等。

（3）病程标准：符合症状标准和严重标准至少持续 2 周。

二、症状

（一）一般症状

老人以情绪低落为核心症状。情绪变化有晨重夕轻的特点，如早晨情绪最低

（老人自杀行为一般发生在凌晨），傍晚抑郁心情稍有好转。表现为心情压抑、愁眉不展、常常流泪、绝望；丧失兴趣、缺乏愉快感、精力不足、做事拖拉、思考问题困难、反应迟钝、回避与人接触和交往；日常生活料理被动、行为迟缓、食欲下降，严重的老人可以出现不吃不喝、不语不动（抑郁性木僵）；睡眠障碍、早醒、醒后难以入睡是抑郁症典型症状之一；认知受损、记忆力减退（记忆力下降）为可逆，一般随抑郁情绪的缓解有所恢复，注意力下降、自我评价低、自责自罪，易出现自杀、自伤风险。

（二）急性发作表现

（1）急性抑郁发作的老人发病急，临床可见抑郁症状严重，伴有强烈的自杀行为，非药物干预无效，需要药物帮助缓解症状，且24 h专人陪伴，分秒不能离开陪伴人，住院接受系统的治疗，防止发生意外事件。

（2）紧张症性抑郁（抑郁性木僵）的老年精神运动性迟滞，在抑郁发作的基础上，对周围环境没有任何反应，不语不动、不吃不喝（木僵状态）；或表现为不饮、不食、不动、目光凝滞，偶能简单对话（亚木僵状态）；极度激惹，出现怪异的自主运动（刻板、模仿及特殊姿势）等，需要住院系统治疗。

（三）特殊表现

（1）老年人对忧伤的情绪不能很好地表达，多用"没意思，心里难受"表达，或表现对外界事物无动于衷，常否认或掩饰心情不佳，甚至强装笑脸。抑郁症老人多以躯体不舒服为主要临床表现，70%以上的抑郁症老人伴发焦虑情绪，表现为烦躁、激越等症状。合并焦虑和激越的老人，表情紧张，局促不安，惶惶不可终日，不停地踱步、扯衣角，见到医生就抓住双手不停地诉说躯体的不适，躯体焦虑有时掩盖抑郁。有的老人无故抱怨大家对他不好等。

（2）抑郁症老人多以躯体不适为主诉，多见心慌、心跳、出汗、恶心、呕吐等，因躯体不适感多次送往急诊就诊。

（3）自杀观念和行为是抑郁症最危险的症状，老年人常有不明表达，如可能说"打一针让我死吧"，但访谈时又否认有自杀观念。老年抑郁有慢性化趋势，部分老人不堪忍受抑郁的折磨，自杀观念日趋强烈，以死求解脱。

（4）认知功能障碍是老年抑郁症的常见症状，80%的老人有记忆减退的主诉。

第三节　老年人抑郁症的处理

一、照护目标、照护计划

（1）照护目标老人不发生自杀自伤行为。

（2）通过评估及时发现老人的情绪变化。

（3）评估老人自杀动机的强度，预测自杀危险的严重程度，了解老人对自杀的认识和态度，给予积极的关注与帮助。

（4）针对抑郁症病程特点及老年抑郁症照护要点综合评估。

（5）根据评估要点和照护要点确定照护对象的主要照护问题，设定照护目标。

（6）鼓励老人与家人多交流，用语言疏泄不良情绪，表达内心感受。

（7）制订减轻抑郁情绪的应对方法，指导老人坚持按计划做。

（8）遇到重大生活事件时，及时寻求专业人员帮助疏导负面情绪。实施照护计划，根据照护对象的情绪反应及行为变化，调整照护计划。

二、急性发作的处理措施

（1）老人出现急性抑郁发作时，伴有严重的焦虑与激越，此时自杀的风险极高。需要专人陪伴，紧急就近送往医院就诊，给予积极的处理。

（2）照护者要保护好急性抑郁发作的老人，防止受伤。

（3）抑郁、情绪低落，伴自杀观念的老人，要高度重视，需要专人陪伴，日常管理好危险用品，多与老人交流，及时评估老人情绪的变化。

（4）发现老人有自杀行为，立即制止，给予相应的初步处理，同时呼叫 120 紧急处理。

（5）抑郁症老人采取最多的自杀方式是自缢。自缢抢救的第一步是立即帮助老人解开绳索，平卧，打开气道，给予 CPR 处理。

三、药物照护

（1）确保老人服下药物，必要时监护老人服药。老人抑郁发作时，药物由家属保管。如老人症状缓解,病情稳定,服药依从性好,可指导老人管理药物。

(2)药物需餐后服用并观察老人用药后的不良反应。

(3)培养老人对药物的依从性,按医嘱规律用药,如果"难受吃,不难受停",易出现血药浓度不稳定,导致药物不良反应增加,不要自行增加或减少药量。

(4)老人出现不能耐受的药物不良反应时,应暂时停药,到专科医院看医生。

四、生活照护

(1)建立信任关系。接纳老人的抑郁症状,与老人共情,积极关注老人的情绪变化,满足老人正常的心理需要,鼓励老人多与家人交流,用语言表达不适感受,减轻抑郁带给老人的影响。

(2)提高老人社会功能。鼓励老人自行料理日常生活,对抑郁情绪严重、不能自我料理生活的老人,给予督促和帮助。

(3)保证老人进食安全,制订按时进餐的计划,多进食高营养易消化的食物,多吃蔬菜水果,保证摄入量。

(4)关注老人睡眠质量,观察有无入睡困难、早醒等。观察睡眠与焦虑情绪的相关性,必要时按医嘱给予药物辅助睡眠。

(5)观察老人排便、排尿情况,如 24 h 无尿,须寻求医学干预,防止出现尿潴留。对大便干燥或 3 天无排便的老人,需要寻求医务人员帮助,防止肠梗阻。

五、康复照护

(1)抑郁症可影响人的社会功能,严重时,老人回避与人交往,不能坚持工作,不能料理家务,不顾及自身修饰等。照护者应与老人共同制订个体康复计划,计划要有可行性。

(2)有计划地组织老人参加团体治疗,包括认知重构等。团体治疗可修正负性认知对老人情绪的影响,促进老人心理的自我成长。

(3)鼓励患者参加团体活动,工娱治疗等,如静坐、慢跑、冥想、肌肉放松、手工编织、绘画、书法、听音乐等。调动老人的兴趣、爱好,转移注意力,缓解抑郁情绪带给老人的影响。

(4)老人需要社会化,如在家中修养,建议参与家庭活动,承担家务劳动,缓解抑郁情绪。

(5)家庭需要营造温暖和谐的生活环境,亲人多理解和接纳老人,多与老人沟通,给老人营造表达的机会,让老人体验到家庭的温暖和爱。

(6)帮助老人管理抑郁情绪,掌握抑郁症疾病知识,了解抑郁症的病因、诱因及发病机制,指导老人如出现悲观情绪、自杀观念困扰自己时,积极寻求他人及医学帮助。

六、老年抑郁症合并其他疾病的照护注意事项

(1)抑郁症与焦虑症共病时,需要给予积极的关注,陪伴老人,多与老人交流,让老人感受到家人或照护者的关心和重视。照护者要密切观察老人的情绪波动、焦虑程度、激越行为、睡眠质量、进食情况等,如老人有轻生表现,需要立即与医生取得联系,积极处理、防止自杀发生。

(2)据统计,目前与情绪有关的疾病达200多种,在所有疾病中70%以上与情绪有关,可见观察情绪变化是很重要的。抑郁症老人常合并多种躯体疾病,如高血压、糖尿病、冠心病、哮喘、胃肠道疾病等。在护理此类老人时,要密切观察老人情绪变化及情绪与躯体疾病的相关性,躯体疾病的护理可参照有关章节中的照护注意事项。

第四节　老年人抑郁症的预防

老年抑郁症是常见的老年人心理疾病,老年人抑郁的后果是极其严重的,甚至有可能危及生命。老年期的抑郁已成为老年心理保健中的突出问题。对于老年人要进行早期预防,如早期进行全面合理的评估、做出恰当的诊断、早期识别和心理引导,十分必要。

一、抑郁症的评估

抑郁是负性的情绪体验,其显著特征是情绪低落、活动减少、意志行为减退,典型症状为思维迟滞、兴趣缺乏、快感缺失、动作迟缓、自责自罪、早醒等。老年人常因为退休、孤寂、慢性疾病等而出现情绪低落、失眠等。常用的评估量表有汉密顿抑郁量表和 Zung 抑郁状态自评量表(表 11.1)。使用方法为请评估对象仔细阅读每个项目,根据最近一周的实际情况在表格适当的小方格内打钩。

表 11.1　Zung 抑郁状态自评量表

项　目	偶尔	有时	经常	持续	序号	评定
1. 我觉得闷闷不乐,情绪低沉	☐	☐	☐	☐	1	
2. 我觉得一天中早晨最好 *	☐	☐	☐	☐	2	
3. 我一阵阵哭出来或觉得想哭	☐	☐	☐	☐	3	
4. 我晚上睡眠不好	☐	☐	☐	☐	4	
5. 我吃得跟平常一样多 *	☐	☐	☐	☐	5	
6. 我与异性密切接触时和以往一样感到愉快	☐	☐	☐	☐	6	
7. 我发觉我的体重在下降	☐	☐	☐	☐	7	
8. 我有便秘的苦恼	☐	☐	☐	☐	8	
9. 我心跳比平常快	☐	☐	☐	☐	9	
10. 我无缘无故地感到疲乏	☐	☐	☐	☐	10	
11. 我的头脑跟平常一样清楚 *	☐	☐	☐	☐	11	
12. 我觉得经常做的事情并没有困难 *	☐	☐	☐	☐	12	
13. 我觉得不安而平静不下来	☐	☐	☐	☐	13	
14. 我对将来抱有希望 *	☐	☐	☐	☐	14	
15. 我比平常容易生气激动	☐	☐	☐	☐	15	
16. 我觉得做出决定是容易的 *	☐	☐	☐	☐	16	
17. 我觉得自己是个有用的人,有人需要我 *	☐	☐	☐	☐	17	
18. 我的生活过得很有意思 *	☐	☐	☐	☐	18	
19. 我认为如果我死了,别人会生活得好些	☐	☐	☐	☐	19	
20. 我对平常感兴趣的事仍然感兴趣 *	☐	☐	☐	☐	20	

评估方法:每个项目评分方法按 1、2、3、4(正向评分)或 4、3、2、1(反向评分,表中带星号者)四级评分记在表格评定栏。评定完后将 20 项评分相加,得总分,然后乘以 1.25,取其整数部分,即得标准总分。正常人总分值在 50 分以下;50~59 分为轻度抑郁;60~69 分为中度抑郁;70~79 分为重度抑郁。

二、高危人群的识别

对世界各地老年人精神疾病的调查显示,抑郁症发病率最高(16%~26%),其次才是老年痴呆症。被孤立者、孤独者、失业者或刚遭遇哀伤事件的人,都是老年抑郁症的高危人群。此外,20%的中风或心脏病老人,也会陷入抑郁状态,女性患病的比例是男性的2倍。由于老人常会否认心理情绪问题,且主诉多为躯体症状,最好有家人、朋友可以早期识别,以免漏诊。以下情况属于高危人群:

(1)慢性疼痛者。

(2)患慢性内科疾病(如糖尿病、心血管病、胃肠疾病)的老人。

(3)难以解释身体症状的老人。

(4)反复求医者。

(5)近期有心理社会应激者。

三、抑郁急性发作的识别

抑郁急性发作的表现有:老人情绪级为低落,以泪洗面,绝望,自责自罪,有强烈的自杀观念及行为。需24 h分秒不离开陪伴人员的视线,应给予紧急处理,防止发生意外。

四、心理治疗

老年期诸多的社会心理因素对疾病的发生、发展、转归有很大影响。心理治疗时老人及家属应正确认识疾病,提高治疗依从性,改变不适当的思维及行为方式。

(一)支持性心理治疗

通过倾听、安慰、解释、指导和鼓励帮助老人认识疾病,主动配合治疗。

(二)人际心理治疗

识别抑郁的促发因素,处理老人面临的人际交往问题,减轻抑郁,提高社会适应能力,帮助其重新回到社会角色中,改善社会功能。

(三)认知行为治疗

帮助老人认识和矫正自身的错误信念,缓解各种生活事件带来的烦恼和不快,减轻抑郁症状,提高应对老年期遇到的生活事件的处理能力。

五、心理的自我保健

在面对退休、丧偶、疾病和死亡时,需要老年人有正确的认识和客观的态度,才能找到平衡,身心才会健康。

(一) 正确认识和对待离退休问题

离退休是人生一个正常的、自然的、不可避免的过程,离退休必然会带来社会角色、地位的变动。老年人要有足够的心理准备,必须认识离退休后的社会角色转变。在经过一段时间的适应后,重新去建立一种生活方式,培养各方面的生活情趣,多参加一些社会活动,保持人际交往,根据自己的兴趣爱好,参加各种娱乐活动,如书法、钓鱼、音乐、种花、养鱼、跳舞和健身等;也可以发挥知识专长,开展咨询、辅导活动、著书立传、写回忆录等;还可以做些家务,教育和指导第三代等。

(二) 正确对待丧偶

如果失去一方,对于相依为命的另一方则是无法承受的伤痛和孤独,在精神上会造成严重的刺激。老年人要认识到生、老、病、死是不可抗拒的自然规律,切不可终日沉浸于悲伤之中。在最初稍事安定之后,尽可能多走动,走亲访友,外出旅游或疗养,避免触景生情。改变旧的环境和生活程序,有利于人体内外环境相互适应,建立新的平衡。老人失伴后的再婚,也是重新安排生活的一种方式,可以消除心理上的孤独寂寞,填补感情上的空缺,对此,子女及社会应给予充分的理解和支持。

(三) 正确对待疾病和死亡

长期为疾病苦恼会使老人失去对外界事物的兴趣,对生活失去信心,这对老人是十分不利的。老人应该确立正确的生死观,克服对疾病和死亡的恐惧,采取积极主动的态度,配合医生,探索适合自己病情的治疗措施与锻炼的方法,调动体内的积极因素,这样不仅有利于治疗,而且可使自己保持良好的精神状态,增强战胜疾病的信心和勇气,这样才有益于老年人的身心健康。

（四）培养良好的生活习惯

良好的生活习惯对维护老年人的心理健康起积极的作用。老年人应做到生活闲适而有规律，起居有常，劳逸有度，按时作息。参加娱乐生活不宜太晚，以免伤身耗神，影响健康；饮食要均衡合理，避免不良嗜好，鼓励戒烟，少饮浓茶，限制饮酒。老年人要保证有足够的睡眠时间，这是恢复体力的最好休息方式，睡前可以散散步、听听音乐等，轻松的活动有助于睡眠，中午适当小睡则效果更好。

第十二章　老年阿尔茨海默病照护

据中国阿尔茨海默病协会 2011 年的公布调查结果显示,我国阿尔茨海默病老人有 500 万人,每 7 s 就有一个人患上此病,其平均生存期只有 5.9 年,是威胁老人健康的"四大杀手"之一。该病起病缓慢或隐匿,多见于 70 岁以上(男性平均 73 岁,女性 75 岁)老人,少数病人在躯体疾病、骨折或精神受到刺激后症状迅速明朗化。女性较男性多(女:男约 3:1)。因其发病隐匿,易与生理性老化相混淆,疾病负担及个人、社会负担严重,因此成为威胁老年人生命健康的主要病因之一。

第一节　老年阿尔茨海默病的危险因素

阿尔茨海默病(Alzheimer Disease,AD)又称老年性痴呆,是发生在老年期及老年前期的一种原发性神经退行性脑病,临床表现为记忆、思维、分析判断、视觉空间辨认、情绪等神经精神症状及生活能力进行性减退等行为障碍,是老龄化社会最常见的老年病之一。研究表明阿尔茨海默病是一组异质性疾病,在多种因素(包括生物和社会心理因素)的共同作用下发病。多项研究表明,该病的危险因素多样,与该病发病有关的主要危险因素包括以下几个方面:

一、脑部疾病

(一)原发性脑部病变

原发性脑部病变会引起阿尔茨海默病,一般阿尔茨海默病老人发病前多有癫痫发作史。帕金森也会引起阿尔茨海默病的发生。

（二）脑部外伤性疾病

包括闭合或开放性脑外伤、头部外伤（指伴有意识障碍的头部外伤）。脑外伤作为该病的危险因素已有较多报道。临床和流行病学研究提示严重脑外伤可能是该病的病因之一。

二、躯体疾病

（一）感染性疾病

梅毒、艾滋病或其他感染性疾病使病毒、细菌进入大脑，引发脑部结构和功能病变从而导致或加速阿尔茨海默病的发生。

（二）中毒性疾病

毒性物质包括重金属盐、有机溶剂、杀虫剂、东莨菪碱、阿托品等。其中铝的作用最为明显，铝盐对学习和记忆有影响；饮水中铝的含量越高阿尔茨海默病的患病率越高，主要因为铝或硅等神经毒素在体内的蓄积，加速了衰老过程。此外一氧化碳中毒、酒精中毒也会导致阿尔茨海默病的发生。

（三）代谢性疾病

甲状腺功能减退的老人，患阿尔茨海默病的相对危险度高。系统性红斑狼疮也会引起阿尔茨海默病的发生、发展。

三、其他

（一）家族史

家族史是该病的危险因素。家属成员中有患同样疾病的老人其患病率高于一般人群，同时还发现其先天愚型患病危险性增加。进一步的遗传学研究证实，该病可能是常染色体显性基因所致。通过基因定位发现脑内与该病有关的淀粉样蛋白的病理基因位于第21对染色体，说明阿尔茨海默病与遗传密切相关。

（二）精神心理疾病

抑郁症与阿尔茨海默病密切相关，特别是老年期抑郁症史是阿尔茨海默病的危险因素。除抑郁症外,其他功能性精神障碍如精神分裂症和偏执性精神病也与其有关。

(三) 社会人口学因素

缺乏锻炼、吸烟或接触二手烟、睡眠不足、高脂饮食、久坐不动等不良习惯会增加阿尔茨海默病的患病风险。低教育水平是阿尔茨海默病的一个危险因素。积极参与社交活动会降低阿尔茨海默病的风险,此外丧偶、独居、经济困难、生活波折等社会心理因素可成为发病诱因。

第二节　老年阿尔茨海默病的症状

一、阿尔茨海默病的特点

(一) 发病隐匿

阿尔茨海默病发病隐匿,老人及其家属一般都说不清楚何时开始起病,常常在多次表现记忆力差后到医院门诊就诊,经过各项检查发现,老人已接近中度阿尔茨海默病。由此可见,阿尔茨海默病的早期症状常常不易被发现。

(二) 进展缓慢

临床上许多阿尔茨海默病老人早期症状进展极其缓慢。一般人多认为老人记忆力差是正常现象,不予重视。因此,早期阿尔茨海默病很难被发现和诊断,早期治疗则更困难。因此,阿尔茨海默病的早期发现就显得尤为重要。

二、阿尔茨海默病的表现症状

患阿尔茨海默病的老人临床表现主要为认知功能下降、精神症状和行为障碍、日常生活能力逐渐下降。其早期表现为健忘、近事遗忘、言语迟钝、进而表现为定向力改变、记忆力减退、智力下降、性格改变,最后发展为智能完全丧失、情绪动力反应缺乏,几乎处于卧床状态,不能谈话进食,伴有大小便失禁、四肢挛缩。根据认知能力和身体机能的恶化程度,阿尔茨海默病病程可分成三个阶段:

（一）第一阶段（1~3 年）

又称轻度痴呆期或健忘期。表现为记忆减退,对近事遗忘突出;判断能力下降,病人不能对事件进行分析、思考、判断,难以处理复杂的问题;对工作或家务劳动漫不经心,不能独立进行购物、经济事务等,社交困难;尽管仍能做些已熟悉的日常工作,但对新的事物却表现出茫然难解,情感淡漠,偶尔激惹,常有多疑;出现时间定向障碍,对所处的场所和人物能做出定向,对所处地理位置定向困难,复杂结构的视空间能力差;言语词汇少,命名困难。

（二）第二阶段（2~10 年）

又称中度痴呆期或混乱期。表现为远近记忆严重受损,简单结构的视空间能力下降,时间、地点定向障碍;在处理问题、辨别事物的相似点和差异点方面有严重损害;不能独立进行室外活动,在穿衣、个人卫生以及保持个人仪表方面需要帮助;不能计算;出现各种神经症状,可见失语、失用和失认;情感由淡漠变为急躁不安,常走动不停,可见尿失禁。

（三）第三阶段（8~12 年）

又称重度痴呆期或极度痴呆期。表现为老人已经完全依赖照护者,严重记忆力丧失,仅存片段的记忆;日常生活不能自理,大小便失禁,呈现缄默、肢体僵直,查体可见锥体束征阳性,有强握、摸索和吸吮等原始反射。最终昏迷,一般死于感染等并发症。

第三节　老年阿尔茨海默病的处理

目前,对阿尔茨海默病病人的治疗尚无特效疗法,因此,早期对老人的病情评估极为重要。此外,老人住院时间短,大部分时间需在家中疗养,因此对老人的护理及提高照料者的护理水平至关重要。需要通过良好的护理,来减轻阿尔茨海默病状及并发症,提高阿尔茨海默病老人的生活质量。

一、老年阿尔茨海默病的评估

(一) 病史评估

包括起病的时间、早期症状、家属是如何发现的、既往病史(如有无高血压病史、脑卒中史、脑缺血发作史、心血管病史、糖尿病史、脑炎史、脑外伤史、CO 中毒史、儿童及青少年期的精神发育迟滞史及其他病史)、既往用药史(如长期服用镇静催眠药、酒精依赖、抗精神病药、抗癌药等)、家族史(阳性家族史的询问十分重要,应包括精神病、阿尔茨海默病以及遗传疾病等)。

(二) 症状评估

意识水平、记忆力下降、定向力、思维及语言情况、性格及行为改变、是否知道有病、是否愿意进行治疗等。对过去已进行过的诊断、检查(方法及结果)和治疗及其疗效进行询问。

(三) 工具评估

1. 对智力程度最简单的心理测查

(1) 长谷川痴呆量表(HDS)。

(2) 简易精神状态检查表(MMSE)。

2. 对病人的一般常识及记忆进行的心理测查法

(1) 常识-记忆-注意测验(IMCT)。

(2) 认知能力甄别检查法(CCSE)。

3. 对病人的生活自理能力进行心理测查(常通过询问家属、照料者获得)

(1) Blessed 行为量表。

(2) 日常生活能力量表。

(3) Barthel 指数计分法。

4. 对痴呆病人的记忆进行测量

(1) 数字识记法。

(2) 临床记忆量表。

(2) 韦氏记忆量表。

5. 智力测验

(1) 成人韦氏智力测验。

(2) 柯氏立方体组合智力测验。

二、老年阿尔茨海默病的护理

(一) 基础护理

1. 饮食护理

对于阿尔茨海默病老人,要选择营养丰富、清淡可口的食品,种类丰富,荤素搭配,以清淡、低糖、低脂、低盐、高蛋白、高纤维素的食品为主,食物要温度适中,无刺,无骨,易于消化。对吞咽困难者,食物易呛入气管,固体食物则易阻塞,所以,食物要以半流质或软食为宜。应给以缓慢进食,不可催促,每次吞咽后要让老人反复做几次空咽运动,确保食物全部咽下,以防噎食及呛咳。对少数食欲亢进、暴饮暴食的老人,要适当限制食量,以防止因消化吸收不良而出现呕吐、腹泻的情况。老人进食时必须有人照看,以免呛入气管导致窒息或死亡。一日三餐应定时、定量,尽量保持老人平时的饮食习惯。

2. 运动护理

(1) 多做健脑运动。

利用一切机会帮助老人用脑健脑,以延缓症状加重。如通过让病人进行数字顺序排列、物品分类、简单计算等思维训练;开展一些具体有趣的活动,如听音乐、猜谜语、讲故事、跳舞等引导病人多用脑,提高语言和记忆能力。

(2) 加强体育锻炼。

通过身体锻炼可以提高老人体质,促进血液循环,增加脑部血液供给,从而间接起到延缓衰老的作用。适当的体育锻炼可以醒脑开窍,舒筋通络,活血化瘀,且对稳定情绪、调节饮食也十分有益。具体活动项目应根据老人自身特点、兴趣、爱好来选择,如散步、慢跑、气功、太极拳(剑)等都是适合老年人的活动项目。对行动不便的老人,应有人搀扶进行锻炼,也可选用玩健身球、握握力器、打算盘、写字等活动项目。对卧床的老人可让其在床上进行主动收缩全身或部分肌肉的练习。通过一系列不间断的训练,提高老人的生活技能和智力。

(3) 生活自理能力的锻炼

老人可以自理的活动,如穿衣、进食、上厕所、洗澡等,尽量让老人独立完成,以维持各种功能;对于一定程度上已经丧失了活动能力的老人,如果病情允许,适当让他们做一些洗碗、扫地、递东西等简单家务,可使他们的头脑建立新的条件反射。

3. 起居护理

(1) 睡眠的护理。

起居应有规律,保证充足、高质量的睡眠,特别是精神兴奋型老人更应注意。

大多老人喜卧多寐,常白天休息,夜间活动,或者常常卧床不起。这样会导致出现许多并发症,加重痴呆症状,加快缩短其寿命,应调整老人睡眠。可以白天多给老人一些刺激,鼓励老人做一些有益、有趣的手工活动及进行适当的体育锻炼。晚上,要为老人创造良好的入睡条件,周围环境要安静、舒适,入睡前用温水泡脚,不要进行刺激性谈话或观看刺激性电视节目,不要让老人饮浓茶、咖啡和吸烟,失眠者可给予小剂量的安眠药,衣着宜适中,室温宜偏凉。夜间不要让老人单独居住,以免发生意外。应保证有 6～8 h 的睡眠。

(2) 清洁护理。

对卧床不起老人,要经常清洁口腔,定时给老人洗澡,洗头,勤换衣服。在阿尔茨海默病老人中时常出现大小便失禁现象,对于排尿要及时处理,清洗干净,保持皮肤的清洁干燥,以防感染。

4. 预防感染

(1) 预防肺炎。

阿尔茨海默病老人肺炎的发病率很高,阿尔茨海默病老人大多因并发肺炎而死亡。尤其对于卧床不起的老人,身体各方面机能下降,营养不良,大小便失禁,生褥疮时,就很容易并发肺炎。所以要尽可能避免上述情况的发生,一旦并发感染应及时治疗。

(2) 预防褥疮。

褥疮是指由于局部血液循环障碍而使皮肤及皮下组织坏死。褥疮的预防:对卧床不起的阿尔茨海默病老人,2～3 h 变换一次体位,注意观察皮肤,保持皮肤清洁;但不能使用酒精、清毒剂清洗,最好用温水洗。局部可以用棉垫、枕头、泡沫软垫枕于臀部、肋部等容易发生褥疮的部位。

(二) 安全护理

1. 跌倒护理

阿尔茨海默病多伴有椎体外系统病变,表现为扭转痉挛、震颤麻痹,以及各种各样的行动失调,站立、行走都会出现困难,所以常常容易跌伤。加之老人骨质疏松,极易骨折。所以病房内、浴池、厕所地面要干燥、无积水,不要让老人做其难以负担的事情。老人上、下床及变换体位时动作宜缓,床边要设护栏;上、下楼梯,外出散步一定要有人陪伴和扶持。

2. 防止自伤

阿尔茨海默病老人心理脆弱,丧失自理能力,为了不给家人增加负担,很容易发生自伤、自杀事件,而有的老人则会受抑郁、幻觉或妄想的支配,而下意识地出现自伤、自杀行为。护理人员及家人要进行全面照顾,严密观察,随时发现可疑动向,及时排除老人可能自伤、自杀的危险因素,保管好利器、药物等。

3. 预防走失

阿尔茨海默病老人因记忆功能受损,尤其是中、重度痴呆老人,定向力出现障碍,应避免老人单独外出,同时家属要在老人衣兜内放置"名片",写清老人姓名、疾病、家庭住址、联系电话等,一旦老人迷路,便于被送回。

4. 专人看护

阿尔茨海默病老人在卫生、饮食、大小便、起居等日常生活方面自理能力退化,经常会发生意想不到的意外,比如随手抓东西吃、不会穿衣、哭闹等。家人应尽可能地安排专人看护。正常的生活状态对阿尔茨海默病老人非常重要,但是老人却大多没有时间概念,所以,专人看护可以做到让老人按时起床、睡觉、进餐,使之生活正常,保证足够的休息和睡眠时间。

（三）用药护理

阿尔茨海默病老人多同时患有许多伴随疾病,需要服用多样药物,而老人又常忘记吃药、吃错药,或忘了已经服过药又过量服用,如果疏忽,会引起漏服、少服、用药过量,甚至中毒等。所以,所有口服药必须由护理人员按顿送服,不能放置在老人身边。老人服药过程,必须有护理人员帮助,以免老人遗忘或错服。对于经常拒绝服药的老人,除要监督老人把药吃入口中外,还要让老人张开嘴,检查是否已经将药物咽下,防止老人在无人看管的情况下将药物吐掉或取出。中、重度痴呆老人服药后常不能诉说其不适,护理人员要细心观察老人服药后的反应,及时反馈给医生,以便及时调整给药方案。对于卧床老人、吞咽困难的阿尔茨海默病老人,不宜吞服药片,宜将药片掰成小粒或研碎后溶于水中服用。

（四）语言训练

阿尔茨海默病老人均有不同程度的语言功能障碍,护理人员要有足够的耐心,利用一切护理、治疗的机会,主动与老人交流,如利用写有单词、短语的卡片和图片等来进行训练。同时分辨失语类型,如命名性失语,主要为遗忘名称,护理时要反复说出名称,强化记忆;运动性失语,主要为发音困难,护理时要给老人示范口型,一字一句面对面地教。鼓励老人读书、看报、听广播、看电视,接受来自外界的各种刺激,对于防止智力进一步衰退具有重要作用。当然也应注意适度用脑,比如劝老人在工作一段时间后到室外活动一下,以转换兴奋中心。

（五）心理护理

1．加强言语关怀

阿尔茨海默病病人常常焦虑，如坐立不安、来回走动等。对于经常出现焦虑的老人，要给予足够的照顾，保证居室安静，安排有趣的活动；也可以指导老人听一些轻松、舒缓的音乐。对于表现抑郁的老人，如常出现呆滞、睡眠障碍、疲倦等，要耐心倾听老人的叙述，不强迫老人做不情愿的事情，对老人多说一些关爱的语言。劝导老人增加活动，如递给她梳子，说："你的头发很漂亮，梳一下吧。"让她做决定。如果能对他们展示你的想法和想做的事情，他们就会和你一起做，如一起吃饭、下棋、读报等。而有激越症状的老人，常为小事发火，甚至出现攻击行为等，应该尽量避免一切应激原，如病房环境应尽量按老人原有的生活习惯摆设。老人出现激越行为时，应分析产生激越的具体原因，不能用禁止、命令的语言，更不能将其制服或反锁在室内，这样会增加老人的心理压力使病情加重。对于有激越行为的老人，将注意力转移到老人感兴趣的方面，可有效地减少激越行为的发生。

2．满足老人合理需求

对阿尔茨海默病老人发生的一些精神症状和性格变化，如猜疑、自私、幻觉、妄想，家人及医护人员应理解是由疾病所致，要宽容、给予爱心。用诚恳的态度对待老人，耐心听取他们的诉说，尽量满足其合理要求，有些不能满足的要求应耐心解释，切忌使用伤害感情或损害老人自尊心的言语行为，使之受到心理伤害，产生低落情绪，甚至发生攻击性行为。

第四节　老年阿尔茨海默病的预防

一、增加运动

（一）多做健脑活动

受教育程度对阿尔茨海默病有着一定影响。受教育年限少于10年的人群中，老年时期患该病的风险要高于受教育多于10年的老人。换而言之，没有读完中学的人，在老年时期更要格外防范记忆力减退的症状。然而教育程度只意味着对信息的获取较多，并不能表明完全没有患病风险；因为，大脑的可塑性较强，不管在任何阶段,大脑都会越用越灵活。老年人应加强健脑运动,做一些力所能及的兼职工作,或者经常参加社会公益活动,可以帮助大脑维持良好的功能。

(二)增加社交活动

老年人一定不要深居简出,每天多与配偶、亲戚朋友交流,可以很大程度地降低阿尔茨海默病风险。尤其是单身人士步入老年后比已婚族更易有此症状,与已婚人士相比,单身族患阿尔茨海默病的风险高42%,鳏寡之人的风险高20%。主要是因为已婚有配偶的老年人通常比独居老人有更多的社交活动和交流对话,饮食更健康,体育活动也更多,这些都有利于促进大脑健康,因此,老年人应增加社交活动。

(三)保持体重和心脏功能、增加运动量

1. 心脏与大脑功能的关系

如果个体从中年开始即患有高血压、糖尿病、肥胖症等慢性疾病,那么老年时期阿尔茨海默病的患病风险将明显增加。中年时期有肥胖和高血压可能日后患此症的风险会增加12%。2型糖尿病老人患此症的风险是正常人的两倍。心脏健康直接影响大脑记忆区域,影响大脑老化程度,心脏泵出血液较少的老人,大脑颞叶血流充盈情况较差,大脑早衰可能提前20年,而颞叶正是阿尔茨海默病病理最早发生的部位。因此,保持体重和心脏功能对降低老年阿尔茨海默病发病风险意义重大。

2. 运动的目的

运动的根本目的是要帮助阿尔茨海默病病人维持和恢复身体逐渐减退的功能。适当的用脑锻炼和体力活动,可以有效延缓阿尔茨海默病老人的智力和身体机能衰退。从早期药物治疗开始,就应该辅以康复训练。

3. 增加运动量

不管成年人还是老年人,运动始终是保持身体健康的第一法宝。而对于老年人易患的认知能力退化,运动也起到缓解的作用。日常生活中有规律进行运动的人能降低38%的认知能力退化风险。对于运动时间、运动强度、运动频率、运动方式则因人而异。一般在机体可以承受的情况下,每次45 min的中强度运动对于保持大脑健康有着重要作用。也就是在体力跟得上的前提下,不要仅仅限于散步溜达的轻运动强度,最好能做到"气喘吁吁"地完成一项锻炼计划,这样可能更有效果。

二、改变生活方式

(一)戒烟

中年时吸烟过多也会为日后患阿尔茨海默病埋下隐患。通过对吸烟者持续跟踪发现,25.4%的人罹患了阿尔茨海默病。与不吸烟的同龄人相比,每天吸两包烟的成年人患此病症的风险要高出157%。主要是因为吸烟造成了大脑血小板凝结,从而易导致该病症的发生。此外,吸烟也会引起氧化应激和炎症等病症,提高了罹患阿尔茨海默病的风险。然而,已经戒烟的和每天抽少于半包烟的人群发生阿尔茨海默病的风险并未升高,因此,逐渐减少吸烟量,或者完全戒烟,仍然有利于预防阿尔茨海默病。

(二)改变饮食方式

要选择营养丰富、清淡可口的食品,种类丰富,荤素搭配,以清淡、低糖、低脂、低盐、高蛋白、高纤维素的食品为主,食物要温度适中,无刺,无骨,易于消化。不要进食含铝高的事物(如蛋糕、油条、蛋卷、酥点等),减少服用加剧阿尔茨海默病发生发展的药物。

三、及时治疗相关疾病

(一)及时治疗脑部病变

对于各个时期的脑部原发性病变及继发性病变均需及时就医诊治,且需按照医生制订的方案规律治疗,最好消除原发诱因,从而延缓老年时期阿尔茨海默病的发生发展。

(二)及时治疗心理疾病

抑郁症老人患认知障碍症的风险更大。轻度认知损伤的老人和轻度记忆思维能力障碍的老人在确诊之前很大程度上都出现过抑郁症状。关于"抑郁增加认知障碍症"机理的最常见理论是"与大脑中压力激素皮质醇有关"。皮质醇水平过高可同时导致抑郁和认知能力减退。也就意味着老年人出现抑郁症状应及早就医筛查,早发现早治疗,对预防认知障碍及进一步发展为阿尔茨海默病具有重要意义。

第十三章 老年人常见急症照护

随着社会的发展,我国已经步入老龄化社会。老年人由于年龄老化带来的生理机能的衰退、心理状态的变化和社会功能的减弱,使他们成为急症发生的高危、脆弱人群。老年人急症照护已经成为研究如何保护老年人安全、促进其健康、提高其晚年生活质量的关注点。

第一节 晕 厥

一、病因

晕厥可因剧烈疼痛、恐惧、空气闷热、针灸、注射引起,称之为普通晕厥;可因咳嗽、喷嚏引起,称之为咳嗽晕厥;可因排尿而引起,称之为排尿晕厥;可在久坐、久卧后突然起立时,因体位性低血压引起,称之为体位性晕厥;可因穿硬质高领衣服、剃须等刺激颈动脉窦引起;心脏病病人,也可因严重心律失常而发生心源性晕厥;其他,如低血糖性晕厥等。

二、症状

晕厥时有短暂的意识丧失,为一过性的大脑缺血,突然发生、迅速消失。意识丧失一般仅历时数分钟,病人当时面如土色、大汗淋漓、血压下降、心律减慢,可有心律不齐等发生。

三、急救护理

（1）应立即将病人平放，或抬高下肢，促进下肢静脉血液回流至心脏，帮助脑部恢复正常供血。

（2）解开病人衣领、领带，使其呼吸顺畅；可见义齿者，应取出义齿。触摸其脉搏是否强、齐。观察是否有其他部位的损伤。

（3）让其休息，刚恢复知觉时不要立即起立，防止再次晕厥。

（4）如无法唤醒且未见呼吸、大动脉搏动时应立即实施心肺复苏并呼叫120，严重外伤者，应立即呼叫120。

四、预防

老年人生活要有规律，处事豁达，不要过度熬夜，一日三餐要规律。避免过度疲劳、情绪激动。预防低血糖、低血压、高血压。如果反复多次晕厥，需就医检查原因并处理。

第二节　脑　卒　中

一、病因

脑血管意外俗称中风、脑卒中。脑卒中可分脑出血和脑血栓形成两种。脑出血多发生在情绪激动、过量饮酒、过度劳累后，因血压突然升高导致脑血管破裂。脑血栓形成是在各种原因引起的血管壁病变基础上，脑动脉主干或分支动脉管腔狭窄、闭塞或血栓形成，引起脑局部血流减少或供血中断，使脑组织缺血、缺氧性坏死，出现局灶性神经系统症状和体征，是脑梗死最常见的类型之一。

二、症状

脑出血多发生在白天活动时，发病前少数人有头晕、头痛、鼻出血和眼结膜出血等先兆症状，血压较高。脑出血老人常突然昏倒，迅即出现昏迷、面色潮红、口眼歪斜和两眼向出血侧凝视,出血对侧肢体瘫痪、握拳,牙关紧闭,鼾声大作,或面色苍白、手撒口张、大小便失禁。有时可呕吐,呕吐物为咖啡色,严重的可伴有胃出血。脑血栓形成多在安静或睡眠中发病,部分老人有短暂性脑缺血发作前驱症状,如肢体麻木、无力、头痛或头昏等,多数表现为突然出现偏侧上下肢麻木、无力、口眼歪斜、言语不清等症状。

三、急救护理

(1) 将病人静卧不动,解开衣领或皮带。切忌推摇病人、垫高枕头或晃动病人头部。检查其有无意识反应。

(2) 如病人意识清醒,可让其仰卧,保持头部安稳,头略向后仰,以利于气道通畅。

(3) 病人发生呕吐,让其脸转向一侧,取出口内的义齿,并用干净手帕缠在手指上,伸进其口内清除呕吐物,以防堵塞气道,引起窒息。

(4) 病人发生抽搐时,可将手帕卷成条状,垫在其上下牙之间,以防咬伤舌头。

(5) 如环境不良或不安全,必须转移病人,应多人协作,一人托稳头部,水平地移动身体。

(6) 检查病人的生命体征,如呼吸、心跳停止,应立即做心肺复苏。

(7) 急送就近医院救治,以免延误治疗时机而造成病情加重。

四、预防

老年人需要改变不良的生活行为方式,积极防治和控制卒中常见的危险因素,如高血压、糖尿病、高脂血症、高尿酸等,合理进行药物预防。合理膳食和作息,清淡饮食,避免食用高脂肪、高糖的食物,戒烟限酒,避免熬夜,积极参加体育锻炼。定期检查脑血管功能,及时预防处理。

第三节　心　绞　痛

一、病因

冠脉粥样硬化和冠脉痉挛是最常见的病因。其他疾病,如甲亢、重度贫血、血黏度增加等也可以引起。劳累、激动、饱餐、受寒、急性循环衰竭是老年心绞痛的常见诱因。

二、症状

典型心绞痛部位常位于胸骨及附近区域,但老年人疼痛部位常不不典型,可以在牙部与上腹部之间的任何部位,易误认为其他疾病。老年人由于痛觉减退,其心绞痛程度常比中青年人轻,有时难以区别是真正心绞痛还是给其他原因所致的胸痛。也可以表现为疼痛以外的症状,如气促、呼吸困难、疲倦、胸闷、咽喉部紧缩感、左上肢酸胀、呃逆、胃灼热、出汗等。

三、急救护理

(1) 立即停止一切活动。

(2) 让老人坐下或平卧休息,保持呼吸道通畅,保持安静。

(3) 含服硝酸甘油片,1～2 min 即能止痛,如不能缓解每 5 min 再给予 1 片含服,最多不超过 3 片,若症状不能完全消除需拨打 120。

(4) 观察病人,如出现心脏、呼吸骤停,立即进行心肺复苏抢救。

四、预防

进行适当的体育锻炼,以提高心肌的功能,促进冠状动脉侧支循环的形成。尽量避免诱发心绞痛发作的因素,如吸烟、饮酒、情绪激动等。劳逸结合,合理膳食,少食高脂肪食物。预防和积极治疗诱发心绞痛的疾病,如高血压、肥胖症、糖尿病等。

第四节　噎　　食

一、病因

常见于吞咽过大或过量的食物,进食时说话或大笑,咳嗽反射迟缓,误吞异物等情况;也可见于癫痫病人在进食时抽搐发作,或见于药物反应致咽喉肌运动失调。

二、症状

发生噎食时,老人突然不能说话,并出现窒息的痛苦表情;老人通常用手按住颈部或胸前,并用手指向口腔;如果是部分气道被阻塞,可出现剧烈的咳嗽,咳嗽间歇有哮鸣音。口唇和面色可能发绀或苍白。神志很快丧失、出现昏迷,甚至出现心跳、呼吸骤停。

三、急救护理

运用海姆立克急救法,让噎食的老人坐下或站立,急救者站在其身后,双臂抱其腰,将双手重叠放在老人上腹部剑突下的位置,向上、向后快速加压,利用冲压胸部时肺内的气流将食物驱出。若老人不能坐或站立,应立即让其仰卧,头后仰,急救者将双手置于老人剑突和肚脐中间,从下向上并稍向后给予猛烈冲击,使堵塞的食物被冲出。如出现心跳、呼吸骤停,应立即给予心肺复苏,且每次人工呼吸前要检查口腔有无异物排出。

四、预防

老年人日常进食要注意做到"四宜":食物宜软、进食宜慢、饮酒宜少、心宜平静。如果是药物所致,可考虑调换药物或调整剂量。

第五节　哮　　喘

一、病因

　　哮喘的病因还不十分清楚,大多数认为是遗传因素和环境因素的综合作用。病毒性呼吸道感染为老年哮喘发作的常见诱因,而老年人全身和局部免疫功能降低,易反复发生呼吸道感染,可损伤气道上皮,导致气道高反应性。

二、症状

　　老年哮喘常见症状有:咳嗽、咳痰、呼吸急促、呼气延长、发作性喘息、胸闷及胸部紧缩,尤其是夜间阵发性呼吸困难。典型的支气管哮喘,发作前有先兆症状如打喷嚏、流涕、咳嗽、胸闷等,如不及时处理,可因支气管阻塞加重而出现哮喘,严重者可被迫采取坐位或呈端坐呼吸,干咳或咯大量白色泡沫痰,甚至出现发绀等。

三、急救方法

　　(1) 应让哮喘的老人坐位或半卧位,解开领扣,松开裤带,清除口中的分泌物,保持呼吸道通畅。

　　(2) 若家中有治疗哮喘病的气雾剂,应立即让老人吸入若干次。

　　(3) 待病情稳定后,保持老人坐姿,立即将老人送往医院,同时要避免老人胸腹部受压。

四、预防

　　(1) 控制并避免接触各种变应原。如职业致敏物之类:甲苯二异氰酸醋、邻苯二甲酸锌、乙二胺、青霉素、蛋白酶、淀粉酶、蚕丝、动物皮屑或排泄物等;其他非特异性刺激因素:鱼类、虾蟹、蛋类、牛奶等食物,此外,还有甲醛、甲酸等。另外,特异性吸入物如尘螨、花粉、真菌、动物毛屑等,非特异性吸入物如硫酸、二氧化硫、氯、氨等,气温、湿度、气压和(或)空气中离子等改变均可诱发哮喘,故在寒冷季节或秋冬季节改变时需注意预防。

（2）控制精神因素。老年人应进行心理干预,增强自我管理、自我放松、自我调整的能力。避免情绪激动、紧张不安、怨怒等。

（3）避免呼吸道感染。日常生活中应注意保持室内空气新鲜、流通,在易感期内尽量避免出入公共场合,增强自身抵抗力,及时添加衣物,在寒冷季节戴口罩。

（4）有些药物可引发哮喘。老年人用药时,为避免哮喘发作应权衡利弊,选择性用药。

（5）老年人应避免吸烟,尽早戒烟。

（6）制定哮喘长期管理用药计划,制定发作期处理方案,长期定期随访,避免和控制哮喘诱发因素,减少复发。

第六节　猝　　死

一、原因

一般发生猝死的原因是心脏原因和脑血管意外。

二、症状

常无任何危及生命的前期表现,老人突然发生意识丧失、心搏停止、呼吸停止、瞳孔散大等。

三、急救方法

（1）安全评估:观察环境是否安全,必要时,安全转移老人。

（2）判断意识和呼吸:轻拍、呼喊,观察有无应答、肢体有无活动、胸部有无起伏。

（3）如果无意识、无反应及无呼吸,请人帮助拨打120,讲清楚现场地址和伤者情况。

（4）检查脉搏:用颈动脉检查方法,手指的中指和食指先触及气管正中部位或者男性喉结,然后向左右移动2～3 cm,触及颈动脉,检查是否搏动。

（5）如果无搏动，让老人仰卧位，解开其上衣、腰带，暴露胸部，有利于判断呼吸和实施胸外按压。

（6）胸外心脏按压：在两乳头连线中点，手臂垂直胸部并按压 30 次；按压深度为 5～6 cm；速率在 100～120 次/min；按压与放松比例为 1∶1。

（7）查看口腔并清除异物，去除义齿，用仰头举颏法开放呼吸道。

（8）捏住老人鼻子，正常吸气，让唇罩住老人的嘴、吹气直到伤者胸部抬起；吹气后松鼻、离唇、眼睛看胸部复原；再吹第二次。

（9）30 次按压与 2 次人工呼吸交替，共实施 5 组后，判断复苏效果：触摸颈动脉及观察呼吸情况，如果均有，复苏成功。（如不成功，重复以上（6）～（9）条。）

（10）如果复苏成功，陪伴老人并每 2 min 检查一次脉搏及呼吸情况，并等待120 救援。

四、预防

（1）老年人本身是心脏病及各种疾病的高发人群，应定期到医院进行体检。

（2）避免过度疲劳和精神紧张。

（3）戒烟、限酒、平衡膳食、控制体重、适当运动，保持良好的生活习惯，减少心脑血管疾病的发生。

（4）已患有冠心病、高血压等疾病的老人应在医生指导下坚持服药治疗。

第十四章　老年人常用护理技术

第一节　安全护理技术

一、安全用药的评估与护理

老年人用药护理是一项十分复杂和具体的工作。工作成效直接关系到老年人的身体健康和生命安危,必须给予足够的重视。

(一)安全用药的评估

随着年龄的增长,认知能力下降,老年人对药物的治疗目的、服药时间、服药方法常不能正确理解,影响老年人用药安全和治疗效果。

1. 用药史的评估

详细评估老年人过去和现在的用药情况,做好记录,尤其是药物过敏史和易引起不良反应的药物。

2. 对药物认知能力的评估

评估老年人是否接受诊疗,是否了解药物的作用、服药方法,可能出现的不良反应。

3. 服药能力的评估

评估老年人的视力、听力、记忆力、阅读说明书能力、理解能力、吞咽能力、获取药物的能力、发现及应对不良反应的能力。

4. 服药依从性的评估

了解老年人的经济状况、服药能力、家庭及社会的支持情况、是否担心药物不良反应等。

5. 评估老年人肝肾功能

尤其是服用经肝脏代谢或经肾脏排泄的药物时,应予以评估。

6. 了解老年人作息时间和三餐时间

尤其是要了解进餐与服用相关药物的时间。

(二) 老年人用药后常见的不良反应及预防方法

常见的不良反应有:

(1) 体位性低血压:由于血管调节功能下降,压力感受器敏感性降低,周围静脉张力低,故易发生体位性低血压,尤其使用降压药、三环抗抑郁药、血管扩张药、利尿剂时更易发生。

(2) 听力受损:由于听觉器官的老化易受药物影响而产生听力受损。尤其使用庆大霉素、链霉素时损伤更大,因此应尽量避免使用此类药物,非用不可时,应减少剂量。

(3) 精神症状:老年人中枢神经系统对某些药物的敏感性增高,易发生神经系统的中毒反应。如中枢抗胆碱药苯海索可致精神错乱,吩噻嗪类、皮质激素可引起老年抑郁等。

(4) 尿潴留:三环类抗抑郁药和抗帕金森病药有副交感神经阻滞作用,当用于前列腺增生或膀胱纤维性改变的老年病人时,易引起尿潴留。

(5) 肝肾功能损害:老年人肝肾功能下降,易因血药浓度过高发生毒性反应。因此,老年人应避免使用四环素、磺胺类药物。

预防药物不良反应的方法有:

(1) 加强用药指导:鼓励老年人首选非药物疗法,指导老年人不滥用非处方药。

(2) 选用合适的剂型和给药方式。

(3) 适当的服药时间和服药间隔时间。

(4) 减少给药剂量。

(5) 定期检查肝肾功能。

(三) 注意事项

(1) 明确诊断和用药指征,采用合理的用药方案,防止多用、滥用。

(2) 选用疗效肯定、副作用少、不良反应轻的药物,尽量不用补药。

(3) 选用的药物种类应尽量减少,合并用药时最好不超过 4 种。

（4）避免使用不适合老年人应用的药物，如氨基糖苷类药物。

（5）从小剂量开始逐渐增加至最合适的剂量，即使用最低有效剂量。

（6）严格遵守剂量个体化原则。

（7）根据客观实际选用适当的剂型。

（8）疗程适当，适时调整或停药。

（9）做好用药记录，密切观察不良反应。

（10）药物包装应开启方便，药物名称、剂量、服用方法应醒目。

（11）加强协助、监督，提高用药的依从性。

（12）口服药物时和服药后应多饮水（止咳糖浆类除外）。

（13）同时服用包括止咳糖浆的多种药物时，应最后服用止咳糖浆。

（14）助消化药及对胃黏膜有刺激性的药物应饭后服用。

（15）口服药物时应采用站立、坐位或半坐位，尽量避免卧位。

（16）家庭用药时应定期检查，适时取消和增补药物。

（17）夜间服用安眠药应以热水送服为宜。

（18）每日服用的药物最好按次分装、醒目地标明服用时间。

总之，安全、有效、经济，是老年人合理用药和用药护理的最基本原则。

二、跌倒的评估与救护

（一）跌倒的评估和预防

评估老年人的活动能力：通过平衡功能和步态等多项评估，筛查易发生跌倒的人群，进行健康宣教和分级干预。

可用以下预防措施：

（1）改善室内外环境及设施，保证安全舒适。

（2）选择合适的运动，如散步、慢跑、太极拳等，也可做平衡训练。

（3）合理用药，尽量减少用药种类，尤其是易引起跌倒的药物，如降血压药、降糖药等，用药后易引起头晕、步态不稳等不适。

（4）积极防治相关疾病，如骨质疏松症、心脑血管疾病等。

（二）跌倒的救护

1. 跌倒后的自救方法

跌倒后如何起身非常重要。如果在家中或室外无人的地方跌倒后，不要紧张，先放松，深呼吸；检查身体有无损伤；能否移动，头部有无撞伤，肢体有无疼痛、畸形

等。如果受伤不严重,能够自行爬起,可以采用下面6个步骤:

(1) 转至侧身,用手推起身体坐下来。

(2) 转身用手和膝盖撑着地面,然后爬向离身体最近的家具或其他容易借力的物体,如床、椅子、马桶、树木、假山等。

(3) 用双手按着座椅或其他固定物。

(4) 单膝跪地。

(5) 身体向前倾斜,然后用跪在地上的脚支撑站起来。

(6) 坐下休息,然后向他人汇报跌倒的情况。

2. 如果受伤严重,不能自行爬起来,应采取的措施

(1) 不要急于扶起,要分情况进行处理。使老人就地处于自然安全体位。在没有明确老人伤情的情况下,不要急于移动老人。

① 如老人意识不清,在场者应立即拨打急救电话。

② 如呼吸、心跳停止,应立即进行胸外心脏按压、人工呼吸等急救措施。

③ 迅速检查受伤部位,观察皮肤有无出血、淤血、肿胀等异常情况。询问老人是否有疼痛等不适感。可用手触摸受伤部位,出现淤血、肿胀、压痛、畸形或肢体活动异常时,可能发生骨折。伤口有大量出血时,首先要迅速止血,可采用压迫止血的方法。表浅的伤口最好先用生理盐水冲净表面的污物(也可用流动的自来水冲洗),然后用75%的乙醇对伤口皮肤消毒,并予以包扎。较大的伤口经上述处理后,要及时送医院做进一步的处理。发现有局部挫伤或扭伤时,局部要制动,并给予局部冷敷。必要时去医院进一步诊治。出现骨折要及时予以固定。

(2) 在检查肢体和软组织损伤的同时,注意观察老人有无头痛、恶心、呕吐、腹痛、胸痛等情况。若有呕吐,应将其头部偏向一侧,并清理口、鼻腔呕吐物,保证呼吸通畅;若有抽搐,应移至平整软地面或身体下垫软物,防止碰擦伤,必要时牙间垫较硬物,防止舌咬伤,不要硬掰抽搐肢体,防止肌肉、骨骼损伤。

(3) 如需搬动,应保证平稳,尽量平卧。

(三) 注意事项

(1) 对跌倒的老人,不要轻易搬动,要准确判断伤情后再做决定。

(2) 有意识障碍或言语障碍者,要及时拨打急救电话。

(3) 如有呕吐,应立即将头偏向一侧,防止呕吐物进入呼吸道导致窒息。

(4) 如需搬运,应多人同时搬运,保证身体平直、无扭曲。

第二节　活动护理技术

一、日常生活活动能力的评定

日常生活活动能力是指人们为维持生存及适应生存环境而每天反复进行的、最基本的和最具有共性的生活能力,即通常所说的衣、食、住、行和个人卫生。

老年人由于机能障碍及疾病遗留下的残疾,常会部分或全部地失去日常生活活动能力。要想改善或恢复老年人的日常生活活动能力,首先需要了解他们在日常生活活动中的机能状况,即进行日常生活活动能力评定。目前,常用的日常生活活动能力评定为改良巴氏指数评定,它是临床运用较广的评定方法,测试简单,可信度高,包括 10 个项目,总分为 100 分,得分越高,独立性越强,依赖性越小。达到 100 分并不意味着能完全独立生活,可能还存在不能料理家务及参加社交活动的情况,但本人已不需要照顾,可以自理。

二、日常生活活动训练内容

(一)饮食动作的训练

1. 维持坐位平衡训练

先坐起,坐稳,或以靠背支撑坐稳;再训练无靠背自行坐稳。由坐在靠椅上到坐在凳子上,并学会以坐位做前后、左右改变重心的练习。

2. 抓握餐具训练

开始先抓握木条,继之用匙、筷子、刀叉等。丧失抓握能力者无法使用普通餐具,需将食具加以改造,如将碗、碟固定在桌上,使用特制横把、长把匙等。

3. 进食动作训练

先模仿进食,训练手部的协调动作,然后准备易被拿取的食物,练习进食。

4. 咀嚼和吞咽训练

吞咽困难者在意识清楚并能顺利喝水时,可以试着自己进食。先从糊状食物(如稀粥)开始,继之半流食,从小量过渡到正常饮食量。

(二)脱穿衣服训练

偏瘫者穿衣应先穿患肢,脱衣时先脱健肢。如老人机能活动范围受限,穿脱一般衣服困难,则需设计特别的服装,如前面宽大或前面开合式衣服,必要时使用拉链、按扣、搭扣、松紧带等。

(三)清洁、修饰动作训练

根据老人残疾情况,尽量训练老人洗漱、梳头等个人卫生活动自理。偏瘫者可先训练用健侧手代替患侧手操作,再训练患侧手操作,健侧手辅助。必要时也可设计辅助器具,如改造牙刷。在日常生活能力训练中,沐浴消耗体力较大,容易跌倒,危险性较大,对老年人来说是最困难的问题。沐浴以起居移动动作的稳定为前提,利用淋浴椅,可根据需要在墙壁上安置扶手。

(四)移动动作训练

移动动作训练是帮助因某种机能障碍而不能移动的老年残疾者,借助手杖、拐杖等学会独立完成日常生活活动,其目的主要是防止肢体废用萎缩,尽快恢复患肢机能。因此移动训练宜早期进行,主动训练,逐渐增量。

1. 床上移动

偏瘫的老年人可将双手手指交叉在一起,伸展上肢,先练习前方上举,并练习伸向侧方。在翻身时,交叉的双手伸向翻身侧,同时屈曲的双腿倒向该侧,至侧卧位,然后返回仰卧位,再向另一侧翻身。每日多次进行,必要时训练者可给予帮助。注意翻身时头一定要先转向该侧。

2. 立位移动

当老人能平衡站立时即可训练,扶持行走训练时先将两脚保持立位平衡状态,行走时一脚迈出,身体就要向前倾斜,重心转移到对侧下肢,两脚交替迈出。

3. 应用助行器训练

主要指需要拐杖辅助行走的老年人,在使用拐杖前需先进行必要的肌力训练与平衡训练。经过必要的准备训练后再根据老人特点选用适当的步法,训练用拐杖行走。

用拐杖行走的常用步法有:

(1) 4点交替法:先动左拐,再动右足;继动右拐,再动左足。

(2) 3点法:双拐及患腿同时前移;然后健腿上前一步。

(3) 22法:先迈左腿,再迈右腿,两拐不动以负重;然后两拐分别或同时摆向前。

(4) 3点支撑法:将两拐稍向前移;然后将两腿拖至拐后。

(5) 摆动步法:利用腰背力量将两腿摆至拐前或拐后,然后两拐前移。

(6) 单拐步法(拐在患侧):健腿前出一步,然后患腿与拐同时上前一步。

4. 上下楼梯的训练

能够熟练地在平地行走后,可进行上下楼梯的训练。

(1) 扶栏上下楼训练。

偏瘫者健手扶栏,先将患肢伸向前方,用健足踏上一级,然后将患肢踏上,与健肢并齐。下楼时亦是健手扶栏,患足先下降一级,然后健足再下,与患足并齐。

(2) 拐杖上下楼训练。

上楼时先将拐杖立在上一级台阶,健肢蹬上,然后患肢跟上,与健脚相并。下楼时先将拐杖置于下一级台上,健肢先下,然后患肢再下。

(五) 轮椅训练

轮椅是一种重要的康复代步用具。老年人虽能行走,但体力较差;或因关节、肌肉、神经系统等疾患行走困难,虽借助其他工具能行走,但均需用轮椅作为长距离活动的代步工具。使用轮椅,老年人可以完成日常活动,进行身体锻炼,参与社会活动。这不但能提高他们的生活质量,也可使他们在生活中实现自我,有助于身心的健康。

1. 选用轮椅的要求

(1) 乘坐轮椅必须舒适,能维持良好的姿势,操作方便、安全。要求尺寸与使用者身体适当。

(2) 便于移乘。为了方便老人由侧方从轮椅上移到床上、椅上、便器上,最好使轮椅尽可能地靠近目的物。

(3) 要有良好的制动器。老年人体力弱可选择杠杆式的刹车。室外用时可选择直接式刹车。

(4) 轮椅要便于搬动、存放,折叠式轮椅要轻便。

(5) 轮椅的驱动有多种方式:一般老人用的以他人手推式的为好。如老人体力、上肢肌力较好者可以选用自己操作的,不宜选用电力驱动的。

(6) 选用轮椅宜向康复医师咨询,决定轮椅类型、尺寸、要求并开"处方"选用。

(7) 如老人有下肢机能障碍,拟自己驱动轮椅,使用前应经过训练。

2. 乘坐轮椅训练

乘坐轮椅的训练包括上下轮椅、操纵轮椅、乘坐轮椅的耐力。老人需有足够的力量以抬起和移动身体,亦需有一定平衡和协调能力。

(1) 从床转到轮椅。

① 偏瘫老人转移步骤:

老人平卧于床上,用健手将患侧上肢从腕部提起,再将其横放在自己的腹部。将自己的健足放在病侧腿的膝部下面,然后健足向下滑动直至患侧踝部。此时用健侧腿和足使患侧腿稍屈曲并抬起,保持这种足支撑位用健手抓住床的扶手将两腿滚到健侧,同时向健侧翻身,准备坐起。当老人将腿移过床沿时,抓紧并拉住床扶手,将自己的躯干摆动到坐位。要指导老人充分利用重力和惯性,连贯地完成这些动作。护理人员或家属要在旁密切监护。特别是在初学时,应加强保护,以防意外发生。

坐起后,将两足分开,稳固地踏到地上,以维持平衡。将轮椅置于健侧,与床成 $30°\sim45°$ 角,轮椅面向床尾,关好刹车。将脚踏板移向一边。老人坐在床边,躯干向前倾斜,同时用健侧手足向下撑而移向床边。然后健膝屈曲超过 $90°$,并把健侧足移到病侧足的稍后方,这样便于两足的自由转动。抓住床扶手(若平衡不稳,则抓住较远的轮椅扶手的中部),此时是准备站立体位。以健手撑起身体,将身体大部分重量移到健腿上站立。健手放在轮椅的远侧扶手上,以健腿为轴心旋转身体坐在轮椅上,老人在轮椅上调好自己的位置。松开刹车,轮椅后退离床,将脚踏板摆到原来位置,用健侧手将患腿提起,将足放到脚踏板上。

② 双下肢瘫痪老人转移步骤:

轮椅直角对床,关好刹车。老人背向轮椅而坐,用双手掌在床上撑起,将臀部移向床边,紧靠轮椅。以双手握住轮椅扶手中央,用力撑起上身,向后使臀部落在轮椅内。打开刹车,挪动轮椅离床,直至足跟移到床沿,再关好刹车,将双足置于脚踏板上。

(2) 从轮椅转到床上。

轮椅朝向床头,关好刹车,以健手提起患足。将搁脚板移向旁边。躯干向前倾斜并向下撑而移到轮椅的前缘,直至双足下垂,使健侧足稍后于患足。抓住床扶手,身体前移,用健侧上、下肢支持体重而站立。转身坐到床边,推开轮椅,将双足收回到床上。

(3) 从轮椅转到马桶。

马桶最好高于地面 50 cm。厕座的两侧必须安装扶手。首先将轮椅靠近厕座,关好刹车,足离开搁脚板并将搁脚板旋开,解开裤子。以健手握轮椅扶手站起,然后握住墙壁上的扶手,旋转身体坐在厕座上。

3. 使用轮椅移动时的注意事项

(1) 使用方法应由老年人根据身体情况选定,尽量使老人仅有的机能发挥作用。

（2）反复训练，循序渐进，要多锻炼肢体的柔韧性和力量。

（3）开始训练时，应有人保护，以免发生意外。

（4）感觉消失的截瘫老人乘坐轮椅可能因软组织受压发生褥疮，故应每隔10 min 左右，指导其按住扶手，将身体抬高几秒钟，以去除压力，改善血液循环。此外可嘱老人经常改换体位或在受压处垫以软垫，防止发生褥疮。

三、日常生活活动训练注意事项

（1）在日常生活活动训练中，应仔细观察老年人实际的活动能力，思考如何提高其活动能力，制订出最容易、最切实可行的康复训练计划。

（2）训练应按医嘱进行，注意循序渐进，切忌急躁，注意保护，以防意外。

（3）老人在完成一项训练时，可能要花费很长时间，护理人员要有极大的耐性。对老人的每一个微小的进步，应给予肯定和赞扬。

（4）由于残疾程度不同，适当的辅助用具常给老人以极大帮助，故护理人员要为老人选用适当的辅助用具。必要时需对环境条件作适当的调整。如为轮椅使用者将台阶改为斜坡，除去门栏等障碍物等。

（5）康复训练失败的原因，常常是因为残疾者对自己各种生活活动能力的恢复缺乏信心。如果早期就从一些生活上的小动作开始训练，让老人看到进步，就可树立起独立生活的信念，从而对康复治疗充满信心，完成康复训练计划。心理护理在训练的全部过程中，都会起到重要作用。

第三节　健康维护相关技术

一、呼吸功能的锻炼

（一）腹式呼吸训练

老年人患慢性支气管炎、慢性阻塞性肺气肿较多。患肺气肿后肿大的肺泡使胸扩张、膈肌压低，老人多采用胸式呼吸。这种呼吸改善肺通气机能甚微，又会增加氧的消耗。建议进行腹式呼吸训练，方法如下：

1. 放松训练

抬肩（耸肩）或收缩胸肌，然后放松，进一步全身放松，要消除紧张情绪。

2. 缩唇呼气

呼气时将嘴唇缩紧呈口哨状，使气体缓慢地通过缩窄的嘴唇，徐徐吹出（图14.1）。

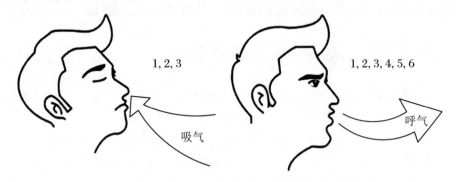

图 14.1　缩唇呼吸示意图

3. 腹肌训练

呼气时要使腹部下陷，吸气时要鼓腹，不要在吸气时收缩腹肌。常采用暗示法，即以一手按在上腹部，呼气时腹部下沉，此时该手再稍加压用力，使腹压进一步增高，迫使膈肌上抬。吸气时，上腹部对抗该手压力，将腹部徐徐隆起。呼吸时保持吸气 2～3 s，呼气 4～6 s，使呼气与吸气的时间比为 2：1。腹式呼吸训练可分为坐位、站立、行走顺序进行。行走训练时，步调要配合呼吸，吸气时两步，呼气时四步。腹式呼吸训练时应注意：训练时呼吸次数应控制在每分钟 8 次左右。每次训练 5～7 次呼吸，休息后再练。

腹式呼吸可先取仰卧位，熟练后可取坐位或站立位。一手放在上腹部。用鼻吸气，吸气时胸腹部放松，让腹部自然隆起；用口呼气，呼气时轻轻收腹；呼吸时使腹部活动，而保持胸部不动（图 14.2）。要尽量做到深吸慢呼，吸气与呼气时间比为 1：2 或 1：3，每分钟 7～8 次，每天锻炼 2 次，每次 10～20 min。

（二）缩唇腹式呼吸

与腹式呼吸大致相同，也是用鼻吸气，用口呼气。但在呼气时，要使口唇缩拢（成鱼口状）使气体通过缩窄的口型缓缓呼出。腹式呼吸可增强膈肌的肌力和活动度，从而增加肺泡通气量，改善通气功能，缓解症状。而缩唇式呼吸主要是通过腹式呼吸并在呼气时使口唇收拢，以减慢呼气，延缓小气道陷闭，以达到提高肺活量和呼吸功能的目的。

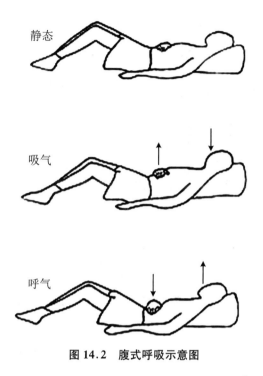

静态

吸气

呼气

图 14.2　腹式呼吸示意图

二、血压的监测

（一）无创血压测量技术

1. 无创血压测量方法

（1）检查血压计。

（2）协助病人采取坐位或卧位，保持血压计零点，肱动脉和心脏在同一水平线上。坐立时手臂平第 4 肋，仰卧位时平腋中线（图 14.3）。

（3）打开血压计，驱尽袖带内空气，平整地缠于病人上臂中部，松紧以能放入一指为宜，下缘距肘窝 2～3 cm。

（4）戴好听诊器，将胸件放在肱动脉搏动明显处。

（5）打开水银槽开关，一手握住输气球，关紧气门，匀速向袖带内充气至肱动脉搏动消失，再使水银柱升高 20～30 mmHg；匀速放气，大约每秒 4 mmHg 的下降速度，听到听诊器中的第一声搏动，此时刻度对应为收缩压，当搏动突然变弱或者消失，此时刻度对应为舒张压（未听清时可将袖带气体排空，水银柱归零后再测一次）。

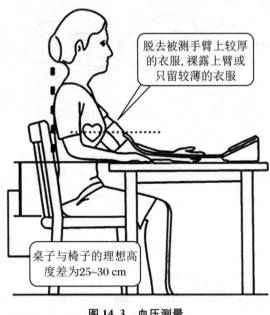

脱去被测手臂上较厚的衣服,裸露上臂或只留较薄的衣服

桌子与椅子的理想高度差为25~30 cm

图 14.3   血压测量

(6) 测量完毕。松开袖带并排尽余气,让血压计盒倾斜 45°左右,关闭血压计。

(7) 协助穿好衣袖,安置舒适体位。

(8) 记录血压数值,即收缩压/舒张压(mmHg)。血压水平的分类,如表 14.1 所示。

表 14.1   血压水平分类

分类	收缩压(mmHg)		舒张压(mmHg)
正常血压	<120	和	<80
正常高值血压	120~139	和(或)	80~89
高血压	≥140	和(或)	≥90
1 级高血压("轻度")	140~159	和(或)	90~99
2 级高血压("中度")	160~179	和(或)	100~109
3 级高血压("重度")	≥180	和(或)	≥110

注:当收缩压和舒张压分属于不同分级时,以较高的级别作为标准。以上标准适用于任何年龄的成年男性和女性。

2017 年,美国心脏病学会等 11 个学会提出新的高血压诊断(≥130/80 mmHg)和治疗目标值(<130/80 mmHg)。

2. 无创血压测量的注意事项

（1）测量前应保持安静,有剧烈运动和情绪激动时应休息 30 min 后再测。

（2）保持测量者的视线与血压计刻度平行。

（3）对长期观察血压的病人应做到"四定":定时间、定部位、定体位、定血压计。

（4）偏瘫病人应测量其健侧肢体,若上肢不便测量可测下肢血压,并记录下肢血压。

（5）袖带不宜过松或过紧,以免影响测得的准确性。

（6）测量时,血压计要平稳,充气不宜过猛,勿使汞柱超过玻璃管最高刻度,测量完毕,驱尽袖带余气,关闭水银槽开关。要定期检测血压计。

（二）辅助检查手段

老年高血压病人在心电图、胸部 X 线、眼底检查等方面表现与一般成人高血压没有区别。不同点为:

（1）24 h 动态血压监测:老年病人血压波动性较大,有些高龄老人血压昼夜节律消失。

（2）高血脂、血糖监测:老年高血压病人常合并高血脂、高血糖。

（3）内分泌监测:老年高血压多为低肾素型,表现为血浆肾素活性、醛固酮水平、受体数目及反应性均低。

（三）社区高血压管理流程

社区高血压管理流程如图 14.4 所示。

三、血糖监测技术

老年人血糖诊断标准与一般成人相同,但对老年人必须重视餐后 2 h 血糖测定,因为其餐后 2 h 血糖增高明显多于空腹血糖。糖化血红蛋白(HbAld)指标可反映较长时间内血糖的变化情况,其特异度高,但敏感性差。通常,空腹血糖(葡萄糖氧化酶法)的正常范围是 3.9~6.1 mmol/L。

（一）血糖检测仪器

临床中最为常见的检验仪器为常规生化仪和快速血糖仪。

（1）常规生化仪为传统检验方式,该项检验要求老人空腹静脉采血后进行检

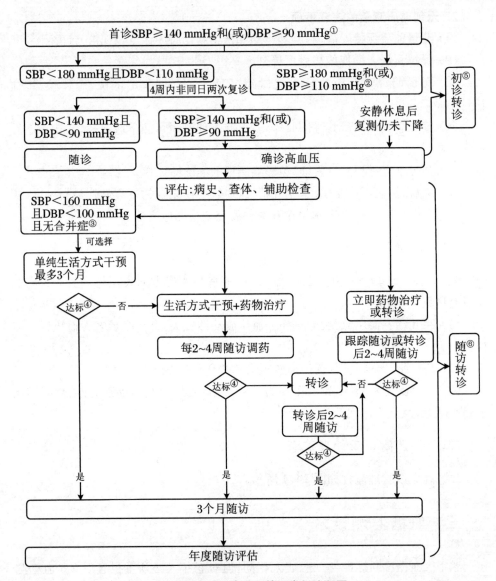

图 14.4 社区高血压管理常规流程图

注:① SBP:收缩压;DBP:舒张压;"和(或)"指包括以下三种情况:SBP≥140 mmHg 且 DBP≥90 mmHg;
SBP≥140 mmHg 且 DBP<90 mmHg;SBP<140 mmHg 且 DBP≥90 mmHg。② "和(或)"意义同上。③ 合
并症:指冠心病、心力衰竭、脑卒中、慢性肾脏疾病、糖尿病或外周动脉粥样硬化病。④ 达标:一般高血压病
人,SBP<140 mmHg 且 DBP<90 mmHg 即为达标;年龄≥80 岁且未合并糖尿病或慢性肾脏疾病的高血压
病人,SBP<150 mmHg 且 DBP<90 mmHg 为达标。⑤ 初诊转诊:见"转诊"部分。⑥ 随访转诊:见"转诊"
部分。1 mmHg = 0.133 kPa。

验,检验过程较为复杂,结果等待时间较长,若老人病情较急,极有可能影响病情。

(2)快速血糖仪是一种体积较小的检验仪器,应用灵活性较强,且避免静脉采血,需血量较小,病人操作的接受度更高。其因携带方便、操作简单、能够较为准确地检测血糖水平,可为居家糖尿病老人有效监测和控制血糖水平提供较好的参考。

此部分主要介绍便携式血糖仪的使用方法。

(二)测量部位

常用部位有:指尖侧面或耳垂下缘,特殊情况下也可于足趾、前臂处采血。

(三)测量方法

操作步骤如图14.5所示。

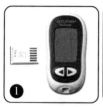
❶ 关机状态下安装或更换密码牌

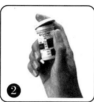
❷ 取出试纸,并迅速将瓶盖盖严

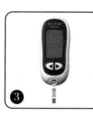
❸ 插入试纸

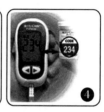
❹ 血糖仪自动开机,屏幕显示密码号,并开始系统检查,这时请核对密码号

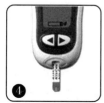
❹ 屏幕出现血滴符号

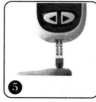
❺ 增加血样标本

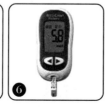
❻ 5秒后得出结果

图14.5　便携式血糖仪的操作步骤

(1)首先血糖仪开机,测定前,先取试纸盒内的密码胶带插入仪器左上方的范围内,抽拉,即会发出声响(其他型号血糖仪若无密码胶带,此步骤可省略),表板上显示符号,然后取1条试纸条插入测试孔,按下蓝色键,表板上便会显示出符号,接着显示出与试纸条和密码胶带相同的密码编号。

(2)用75%酒精消毒手指,待自然晾干。采血针穿刺皮肤后,轻压,挤出血液,用消毒棉球轻拭去第1滴后,将第2滴血液滴入试纸区上的指定区域。穿刺皮肤后勿过度用力挤压,以免组织液混入血样对结果造成偏差。血滴要全部盖满测试区,等待血糖仪显示结果,记录血糖值。

四、胰岛素注射技术

糖尿病老年人可采用胰岛素皮下注射治疗,根据注射工具不同,胰岛素注射法可分为注射器注射法和胰岛素笔注射法。

(一) 注射器注射法

1. 所需用物

酒精、棉签、1 mL 无菌注射器、胰岛素注射液。

(1) 注射器。

注射胰岛素用的注射器有两种:一种为 1 mL 容量的普通注射器,这种注射器上标注的刻度标志为"mL"(毫升),老年人要根据所用的胰岛素注射液含量进行单位换算;另一种注射器是注射胰岛素专用的,这种注射器是按每毫升注射液含40 U胰岛素制作的,老年人如果使用的是这种注射器,则不用再进行胰岛素单位换算。

(2) 胰岛素注射液。

一般每瓶 10 mL 胰岛素注射液含胰岛素 400 U,即每 1 mL 注射液含有 40 U胰岛素。但也有每瓶 3 mL 含 300 U 胰岛素的。因此,注射前一定要清楚所用的注射液每毫升所含胰岛素的量,以免因为抽吸剂量错误导致老人发生低血糖或高血糖。

2. 注射部位

通常选用血管神经分布少、组织松弛、状态良好、易于注射的部位,如腹部(旁开肚脐5 cm)、上臂三角肌下缘、大腿前侧、大腿外侧等。注射部位应避开血管和神经。注意不可在有损伤、炎症、瘢痕、硬结及患有皮肤病处进针。在不同部位注射胰岛素,人体的吸收是不同的,在腹壁注射吸收最快,双上臂外侧次之,臀部及大腿外侧吸收慢些。因此,长期在大腿外侧注射胰岛素的老年人偶尔改在腹壁注射,应注意可能会发生低血糖。长期反复注射,会在局部形成硬结,影响胰岛素的吸收,所以应有计划地更换注射部位。

3. 协助老年人注射胰岛素

(1) 洗手。

(2) 根据医嘱正确准备药物。

(3) 让老人坐在椅子上或躺在床上,解开注射部位的衣服,暴露出注射部位,检查注射部位的皮肤状况,观察有无破损、炎症、硬结等。

（4）用75%乙醇消毒皮肤。

（5）再次检查药物，再次排气，拔下针帽，用拇指和食指轻轻捏起3～5 cm厚的皮下组织（若老人较胖，也可绷紧皮肤），用拇指、食指和中指拿住注射器，以30°～40°角度迅速将针梗的2/3刺入皮肤内。

（6）松开皮肤，用刚松开皮肤的手抽动注射器活塞，检查有无回血，如有回血，则应拔出针头，更换部位，再次消毒注射。

（7）缓慢推动活塞，将药物注入体内，针头在皮下停留10 s左右。置干棉签于穿刺点旁迅速拔出针头，用棉签在局部按压片刻。

（8）协助老人穿好衣服，取舒适体位。

（9）观察老人有无异常反应。

（10）记录注射时间、部位、剂量，整理用物。

（二）胰岛素笔注射法

胰岛素笔体积小、携带方便、使用简单，特别适合糖尿病老年人自我注射。胰岛素笔的浓度与一般的胰岛素不同，为100 U/mL。未使用的笔芯应保存在2～8℃冰箱内，使用中的笔芯无需冷藏，但应避免阳光直接照射。应注意使用哪个厂家的胰岛素笔，必须使用该厂家生产的配套胰岛素笔芯。使用方法如下：

（1）选择注射部位，用75%乙醇消毒皮肤。

（2）左手捏其注射部位皮肤，右手握笔，以45°角（瘦人）或垂直（胖人）快速进针，右手拇指按压注射键，缓慢均匀推注药液。

（3）注射完毕，针头在皮下停留6 s，顺进针方向快速拔针，用干棉签按压针眼处30 s。

（4）盖上针头帽。

（5）笔芯用完后，安装新的笔芯和针头。检查笔芯中药液的性状，是否在有效期，用75%乙醇消毒笔芯前端橡皮筋，取出针头，打开包装，顺时针旋紧针头，将笔垂直竖起，将剂量选择旋钮旋至1后再推至0，排出一滴药，旋转剂量调节按钮至所需注射单位数，如使用预混胰岛素，应上下颠倒数次，使药液混匀。

五、脑卒中的识别与应对

（一）脑卒中的识别

脑卒中发作时并没有特定的表现。因为脑血管的堵塞可以发生在脑内任何血管，难以判断。但是，与其他疾病一样，脑卒中在发作时也有一些共同的特点：

（1）偏瘫，即一侧没有力气，有时表现为没有先兆的突然跌倒。

（2）偏身感觉障碍，即一侧面部或肢体突然麻木，感觉不舒服。

（3）偏盲，即双眼的同一侧看不见东西或视物模糊。

（4）失语，即说话不清楚，说不出话，或听不懂别人及自己说的话，不理解也写不出以前会读、会写的字句。

（5）眩晕伴恶心、呕吐，眩晕即看东西天旋地转或感觉自身旋转。

（6）复视，即看东西出现双影。

（7）发音、吞咽困难，说话时舌头发"木"，饮水呛咳。

（8）共济失调，即走路不稳，左右摇晃不定，动作不协调。

上述表现可能只发生 1 种，也可能同时出现几种，可以是突然出现，可以在安静时或晨起醒来时出现，也可在活动时或情绪激动时发生。美国心脏病脑卒中协会推荐病人自我进行脑卒中识别的方法简称"FAST"（即面部 face、上肢 arm、语言测试 speech、时间 time）。研究证实，"FAST"方法可以作为我国非专业神经医生快速辨别脑卒中的一种手段。对于社区，推荐如图 14.6 所示的 120 快速脑卒中识别法，此法更适合中国国情，它特别强调"时间就是大脑"，一旦突然出现面部不对称、上肢单侧无力、语言困难的症状，必须立即拨打 120 急救电话，紧急送到有条件

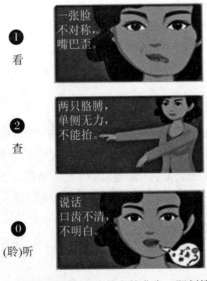

如果有以上任何症状突然发生，即刻拨打120！
快速送往附近有中风救治能力的医院。

图 14.6　120 快速脑卒中识别法

的医院就诊。

这些症状的持续时间可能短至几秒钟,但不论时间长短,只要发生以上症状,就应及时就医,记住口诀:1、2、0、快!

(二)脑卒中急救应对

发现病人脑卒中后,要沉着冷静,将病人放平,呈仰卧位,不能抱住病人又摇又喊,应使昏迷者的头部与平面保持不超过15°,同时小心地将其头偏向一侧,以防呕吐物误入气管发生窒息。解开衣领,取出义齿,尽量将嘴里的污物抠出。对于清醒病人应设法缓解紧张情绪。另外,切忌依据经验给病人服用药物,因为脑卒中分为出血型和缺血型两种,两者症状可能相似,治疗却完全不同,因此在没有确诊以前,不可随意用药,以免加重病情。家属或社区医生应首先拨打120急救电话,并简单叙述病情,让急救医生做好抢救的准备。

脑卒中急性期病人一般入住综合医院的神经内科进行救治。整个转运过程中,家属要尊重急救医生意见。选择医院时,应选择有脑卒中治疗资质及有经验的医院。简单地说,选择至少可以24 h内都能做CT检查的医院。对脑卒中病人来说,越早治疗对将来的预后越有利。为脑卒中病人在超早期提供及时、规范、有效的治疗,是脑卒中救治的关键环节。尤其对缺血性脑卒中病人,超早期溶栓治疗是目前最有效的方法,而医院有无必要的溶栓条件及经验(如能够进行必要的影像检查、有专门的脑卒中团队、具备重症监护设施等)将直接影响治疗的效果。

脑卒中病人在送至有条件的医院后,家属要向医务人员详尽介绍病情,不要盲目急于让医生用药,要配合医生做好相关的必要检查。确定病情后,医生将进行有针对性的医治和抢救,需要家属共同承担风险。在脑卒中急救时,时间是十分关键的,医生会解释治疗的意义及风险,也需要病人及家属抓紧时间做出决策,并配合医生做好各项治疗的准备工作,为抢救赢得时间。家属要耐心等待,切忌打扰病人,病人保持稳定的情绪有利于病情的恢复。

六、心肺复苏技术

心搏骤停(Cardiac Arrest,CA)是指各种原因引起的、在未能预计的情况和时间内心脏突然停止搏动,从而导致有效心泵功能和有效循环突然中止,引起全身组织细胞严重缺血、缺氧和代谢障碍。心搏骤停后,如得不到即刻及时的抢救复苏,4~6 min后会造成老人脑和其他人体重要器官组织的不可逆的损害。

心肺复苏是针对呼吸、心搏骤停对象所采取的一种抢救措施,即用心脏按压或其他方法形成暂时的人工循环,恢复心脏自主搏动和血液循环,用人工呼吸代替自主呼吸,达到恢复苏醒和挽救生命的目的。操作程序如图 14.7 所示。

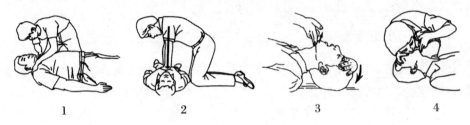

1   2   3   4

图 14.7　心肺复苏简易流程图

（一）识别

当发现无反应或突然倒地的病人时,轻拍肩部并呼叫"您怎么了",判断呼吸运动、大动脉有无搏动(10 s 内完成)。突发意识丧失,无呼吸或无正常呼吸,视为心脏骤停,需呼救和立即开始 CPR。

（二）呼救

高声呼救,请求他人帮助。在不延缓实施心肺复苏的同时,应设法呼叫急救电话,启动急救系统。

（三）胸外按压

胸外按压是建立人工循环的主要方法。

1. 部位

胸骨中下 1/3 处,或两乳头连线中点。

2. 方法

用一只手的掌根部放在按压部位,另一只手掌重叠放在这只手背上,手掌根部横轴与胸骨长轴确保方向一致,为保证每次按压后使胸廓充分回弹。按压时,肘关节伸直,依靠肩部和背部的力量垂直向下按压。

3. 深度

成人使胸骨下压至少 5 cm,但应避免超过 6 cm。

4. 频率

成人按压 100～120 次/分。

（四）开放气道

采用仰颏抬头法开放气道,即急救者将一手置于病人前额加压,使病人头后仰,另一手的食指、中指抬起下颌,使下颌尖、耳垂的连线与地面垂直,以畅通气道。迅速清除病人口中的异物和呕吐物。

（五）人工呼吸

开放气道后,先将耳朵贴近病人的口鼻附近,感觉和倾听有无呼吸,如确定呼吸停止,在确保气道通畅的同时,立即开始通气,气管内插管是建立人工通气的方法。

急救者以右手拇指和食指捏紧病人的鼻孔,用自己的双唇把病人的口完全包绕,然后吹气1秒以上,使胸廓扩张;吹气毕,施救者松开捏鼻孔的手,让病人的胸廓及肺依靠其弹性自主回缩呼气,同时均匀吸气,以上步骤再重复一次。每30次按压连续给予2次通气。

（六）复苏效果

（1）颈动脉搏动:按压有效时,每按压一次可触摸到颈动脉一次搏动,若中止按压搏动亦消失,则应继续进行胸外按压,如果停止按压后脉搏仍然存在,说明病人心搏已恢复。

（2）面色（口唇色）:复苏有效时,面色由发绀转为红润,若变为灰白,则说明复苏无效。

（3）复苏有效时,可出现自主呼吸,或瞳孔由大变小并有光反射,甚至有眼球活动及四肢抽动。

（七）复苏成功后处理

转送到医院进行进一步的高级生命支持。

第十五章　老年人权益相关政策

第一节　老年人与权益

一、老年人群特殊性

（一）生理机能降低

老年人是特殊的社会弱势群体。受生理因素的制约，老年人的认识能力会越来越弱，对事物的分辨力也越来越差，这就导致他们对社会上的很多新鲜事物都不能理解更无法接受；其次，在行为能力方面，随着年纪的增大，身体机能不可避免地逐渐劳损。行为能力的退化使老年人在行为上力不从心，逐步丧失劳动能力甚至自理能力，需要社会和家庭成员的照顾。

（二）社会关系脱离

大多数老年人已经离开了自己的工作岗位，失去了原有的职业，又一时很难调整状态去开始新生活，这就使他们大大地减少了与社会接触的机会，逐步产生被社会抛弃的感觉。具体而言，随着老年人退休离开工作岗位，许多人把老年人排除在政治生活、经济生产乃至社会生活领域外，认为老年人应该休息，与社会发展并无多大关系，这认定了老年人因年龄的原因不能从事相关工作岗位而失去公民权。

（三）财产支配受限

大部分老年人退休或者离开工作岗位，财产收入能力减少甚至丧失。在经济来源减少的情况下,为了维持必要的生存,老年人不得不寻求家庭成员的赡养或者依赖社会的资助。认识能力的弱化使一些老年人难以理智地管理好自己的财产,家庭成员经常会以此为由来强制干预老年人的财产支配,这就使老年人在财产支配方面也缺乏独立性。

综上,老年人群体处于弱势地位,需要国家和社会在老年人权利保障和救济等方面给予更多关注,同时也要强调老年团队的重要性,以保证老年人老有所养,实现社会和谐。

二、权益与法律体系

(一)权益

权益可以阐释为权利与利益的合称,权利是社会或法律所认可并且支持的,根据自己意愿去行为以及理论上要求他人去做某种行为的能力,而权利的目的或内容一般就是利益。有了权利,法律主体就可以为一定行为,或者要求他人为或不为一定行为,就可以保障物质利益与精神利益的实现,因此,权益,尤其是作为弱势群体的老年人权益,其实践意义非常重大。要对老年人进行更全方位的保护首先应该了解老年人享有的法定权利。

1. 基本权利

老年人作为普通公民而享有的权利,我们称之为基本权利,这类权利主要是维护人权和基本生活标准的最根本保障。

(1)自由权利。

自由权利涉及人身自由、政治权利、婚姻自由等诸多方面。婚姻自由是我国婚姻法的首要原则,并没有针对年龄的不同而做出不同的规定。同时,我国《老年人权益保障法》第18条规定:老年人的婚姻自由受法律保护。老年人的婚姻自由权是老年人在自己的婚姻问题下所享有的自主自愿的权利,包括结婚和离婚两个方面的自由。尽管我国社会对此存在一定的偏见,但从社会实践角度我国老年人群体中有30%的个体丧偶或者离婚,而在这一群体中,绝大多数存在再婚的意愿。这是老年人情感需要,需要通过再婚寻求精神寄托,摆脱孤独感,希望有人陪伴。子女不应当出于个人私欲而强加干涉,这是法律所不允许的。

(2)经济社会文化权利。

老年人经济社会文化权利主要包括社会保障权利、工作权利、教育文化权利以及享有适当生活水准、家庭保护的权利等。公民社会保障权利主要涵盖了医疗保健、疾病福利、失业福利、老年福利、就业工伤福利、家庭福利、孕产期福利、因病残丧失工作能力福利与幸存者福利。其中涉及老年人社会保障权利的部分主要是指养老保障权利、最低生活保障权利以及医疗保障权利。养老保障和最低生活保障能够有效保障老年人的基本生活,而医疗保障能够为老年人提供优质的医疗服务。根据我国法律的规定,公民还享有物质救助的权利。特别是老年人,丧失劳动能力后,在没有抚养人的情况下生活困难。最低生活保证权利能够满足老年人丧失劳动能力后获取基本生活物资的权利,从而确保老年人晚年生活。而对医疗保障而言,主要是通过公民参加工作后,按照医疗保险的相关规定,参加医疗保险,在其有病时,能够及时得到医疗保障,确保老年生活健康。随着我国社会经济的不断发展,养老保险、医疗保险逐步向农村拓展,农村老年人特别是超过 60 周岁的老年人已经可以按照相关规定每月领取基本的生活费,保障农村老年人的基本生活。

(3)工作权利。

老年人享有工作权利。从现有先进国家的经验分析,老年人年龄与工作能力之间并不必然存在依附关系。老年人再就业不论对自身还是对社会和国家而言都具有积极意义,应该承认和赋予老年人工作的权利,消除就业歧视。老年人还享有文化教育权利。文化教育权利同样是我国宪法赋予公民的基本权利,此外我国《老年人保障法》第 31 条也明确规定,老年人享有继续接受教育的权利。根据老年人需求的差异,应保障老年人文化技能培训、终身教育、老年大学学校教育等教育权利。丰富的文化教育、娱乐权不仅可以丰富老年人精神生活,而且对陶冶老年人情操,保持老年人身体健康都具有重要意义。在文化权利上,老年人应该享有相关的娱乐权利,保障老年人的娱乐、休闲设施的构建,享受国家发展带来的成果,享有各种教育文化福利措施。

2. 特殊权利

老年人作为社会的一个特殊群体而理应享有的,为了实现公平平等而特别赋予的权利,即特殊权利。老年人享有的特殊权利包括:被赡养的权利、医疗保障权利、社会活动参与权利。

(1)被赡养的权利。

被赡养权利是老年人特殊权利的核心,是其他特殊权利得以有效实现的前提。根据《老年人权益保障法》的规定,被赡养权利有两大方面的内涵:第一是物质层面的,即对老年人经济上的满足。由于大部分老年人在财产能力上相对欠缺,赡养人应该提供必要的费用以保障满足老年人基本的生活需求。比如给老年人支付适当的养老费、在老年人生病期间承担医疗方面产生的相关费用等。还有一个抽象但又极其重要的层面就是精神层面。在赡养老人方面,物质的富足相对容易些,而精神的陪伴是老人更向往却更缺乏的。

（2）医疗保障权利。

医疗保障权是保障老年人身体健康的权利，而身体的健康又是人基本的生存保障。根据《老年人权益保障法》的规定，老年人患病，而本人和赡养人确实没有能力支付医疗费用时，当地政府可以根据实际情况给予适当的资助，也可以号召社会提供帮助。同时，医疗机构应当对老年人就医提供便利，给以优先政策。在条件允许的情况下，可以开展一些服务老年人的活动，如设立家庭病床、在基层开设流动坐诊点等。

（3）社会活动参与权利。

社会活动参与权是指老年人有权参与社会的政治、经济、文化等领域，继续为社会做贡献。《老年人权益保障法》第 41 条规定：国家应当为老年人参与社会主义物质文明和精神文明建设创造条件。老年人作为曾经为国家建设和发展做出过贡献的群体，他们社会阅历丰富，在退休后如果愿意继续发挥余热，参与到社会的发展建设中去，对社会来说是一笔宝贵的人力财富。尤其是很多老年人在基层有着较高的威望，对于解决邻里纠纷等小群体内部不和谐因素有着非常有效的稳定作用。如今很多已经离退休的老干部仍然保持着为人民服务的思想，在离开工作岗位之后仍然关心社会发展，愿意继续为社会贡献自己的力量，国家和社会应当给予大力支持和鼓励。子女或其他亲属也不应该以多管闲事、惹麻烦为由打压老年人服务社会的热情。

（二）法律体系

我国老年人权益保障法律体系的基本构成包括宪法中的相关规定条款、全国人大制定的老年人权益保障法、老年人权益保障的相关关联立法以及地方上根据各自特点和情况制定的地方性法律法规，当然同时还包括与之相配套的单行法律法规及实施细则等。

《老年人权益保障法》是老年人权益保障的综合性的总法规，它依据宪法的原则而制定，其法律效力仅次于宪法。它也是其他老年人权益保障项目立法的依据和规范，是构建我国老年人权益保障法律体系的牵头法，在体系中具有超然的地位。《老年人权益保障法》规定老年人权益保障的基本制度，包括保障范围、对象、项目、待遇标准、资金来源、享受条件、行政管理、监督审查等内容，老年人权益保障法的制定应由全国人民代表大会起草、审议、通过和发布。现行版本是 2018 年 12 月 29 日第十三届全国人民代表大会常务委员会第七次会议修正，共设置了九个章节，除首尾的总则和附则之外，其余七章分别规定了家庭赡养与扶养、社会保障、社会服务、社会优待、宜居环境、参与社会发展、法律责任,对于老年人权益的各个主要项目做了较详尽的具体规定,为各地制定相应的老年人权益保障地方性法规树立了一个良好的样板和榜样,也为相关的配套单行法律法规的制定奠定了基础,在现实中发挥了巨大的作用。

第二节　老年人社会权益

一、人格权益

(一) 法规条例

1.《中华人民共和国民法通则》

第九十九条第一款,公民享有姓名权,有权决定、使用和依照规定改变自己的姓名,禁止他人干涉、盗用、假冒。

第一百二十条第一款,公民的姓名权、肖像权、名誉权、荣誉权受到侵害的,有权要求停止侵害,恢复名誉,消除影响,赔礼道歉,并可以要求赔偿损失。

2.《最高人民法院关于确定民事侵权精神损害赔偿责任若干问题的解释》

第一条第一款,自然人因下列人格权利遭受非法侵害,向人民法院起诉;请求赔偿精神损害的,人民法院应当依法予以受理:

(1) 生命权、健康权、身体权。

(2) 姓名权、肖像权、名誉权、荣誉权。

(3) 人格尊严权、人身自由权。

姓名权为公民的具体人格权,受法律保护。它的具体内容包括:

(1) 自我命名权,即决定自己姓名的权利。

(2) 姓名使用权,即对自己姓名的专有使用权,是公民姓名权的主要内容。

(3) 姓名变更权,即按照法律规定改变自己姓名的权利。

对上述任何一处权利的侵犯都构成侵犯公民姓名权。侵犯姓名权的行为可以具体划分为以下几种:

(1) 不使用他人姓名的行为,即应当使用他人姓名而不予使用,包括该标明不标明、应称呼而不称呼,不称呼他人姓名而代之以谐音等。

(2) 涉及公民行使姓名权的行为,即对公民行使姓名权的命名权、使用权、姓名变更权的无理干预,阻碍公民对其姓名权的使用。

（3）姓名的故意混同行为,即并非使用姓名权人的姓名,而是使用可能与姓名权人的姓名混同的姓名,造成与使用姓名权人的姓名有同样效果的事实。

（4）非法使用他人姓名的行为,包括盗用他人姓名与假冒他人姓名。盗用他人姓名表现为未经本人授权,擅自以该人的名义进行民事活动或从事不利于姓名权人、不利于公共利益的行为。假冒他人姓名是冒名顶替,使用他人姓名并冒充该人参加民事活动或其他行为。构成侵犯公民姓名权的民事责任,要具备四个构成要件:① 主观上为故意;② 客观上有侵犯姓名权的违法行为(可分为作为与不作为两种);③ 有损害事实;④ 违法行为与损害事实之间有因果关系。

（二）案例分析

冯某是一位靠低保金生活的老人。2017 年 5 月,养殖专业合作社法人黄某为骗取国家补贴,借用冯某身份证,在冯某不知情的情况下,使用其名字注册成为股东,直到村干部告知冯某,其作为一家养殖合作社的股东,按规定不能享受低保,还要把以前领取的低保金退回来,冯某才知晓姓名被冒用。后以合作社侵犯其姓名权为由将该合作社告上法庭。最终法院认定合作社侵犯了老人的姓名权和名誉权,判决合作社向老人公开书面道歉,并赔偿损失 3000 元。

二、人身健康权益

（一）法规条例

《中华人民共和国合同法》部分内容如下:

第十三条,当事人订立合同,采取要约、承诺方式。

第十四条,要约是希望和他人订立合同的意思表示,该意思表示应当符合下列规定:① 内容具体确定;② 表明经受要约人承诺,要约人即受该意思表示约束。

第二十一条,承诺是受要约人同意要约的意思表示。

第二十五条,承诺生效时合同成立。

第三百零二条,承运人应当对运输过程中旅客的伤亡承担损害赔偿责任,但伤亡是旅客自身健康原因造成的或者承运人证明伤亡是旅客故意、重大过失造成的除外。前款规定适用于按照规定免票、持优待票或者经承运人许可搭乘的无票旅客。

（二）案例分析

70 岁的唐某与 A 旅行社签订团队国内旅游合同,约定报名条件为"身体健康,无严重心血管疾病和突发性疾病的中老年朋友均可报名参加",同时约定,因自身身体健康原因引起的各项损失由客人自行负责,旅行社赠送 10 万元旅游意外险。因成团人数未达到 45 人,A 旅行社将旅游团委托给 B 旅行社,B 旅行社又委托给 C 旅行社,C 旅行社则委托给 D 旅行社接待。旅行途中,唐某出现恶心呕吐、步态不稳等症状,导游知晓后将其送往医院治疗,检查结果未见异常,唐某便回到酒店休息。次日凌晨,唐某因脑梗抢救无效死亡。唐某家属将四家旅行社均告上法院,法院经审理认为,A、B、C、D 四家旅行社对唐某的死亡应承担 30% 的赔偿责任。鉴于 A 旅行社已向保险公司投保了旅行社责任保险,故保险公司应在保险责任限额内承担相应保险责任。

三、精神健康权益

(一) 法规条例

1.《中华人民共和国环境噪声污染防治法》

第四十六条,使用家用电器、乐器或者进行其他家庭室内娱乐活动时,应当控制音量或者采取其他有效措施,避免对周围居民造成环境噪声污染。

第六十一条第一款,受到环境噪声污染危害的单位和个人,有权要求加害人排除危害;造成损失的,依法赔偿损失。

2.《最高人民法院关于确定民事侵权精神损害赔偿责任若干问题的解释》

第一条第二款,违反社会公共利益、社会公德侵害他人隐私或者其他人格利益,受害人以侵权为由向人民法院起诉请求赔偿精神损害的,人民法院应当依法予以受理。

第五条,法人或其他组织以人格权利遭受侵害为由,向人民法院起诉请求赔偿精神损害的,人民法院不予受理。

第八条第二款,因侵权致人精神损害,造成严重后果的,人民法院除判令侵权人承担停止侵害、恢复名誉、消除影响、赔礼道歉等民事责任外,可以根据受害人一方的请求判令其赔偿相应的精神损害抚慰金。

(二) 案例分析

胡某夫妇俩退休后居住在公寓,最近他们家楼上新搬来一户邻居,几乎每天都邀请很多人到家里唱卡拉 OK,声音开得很大,还有人蹦蹦跳跳,经常闹到第二天凌晨。由于胡某夫妇都年近 65 岁,身体不好,邻居的活动严重干扰了他们的正常生活。虽然胡某多次找到邻居提意见,但邻居却置之不理,认为唱歌跳舞是他们的爱好,别人无权干涉。为此双方还发生了争执。由于长时间休息不好,胡某心脏病发作住进了医院。无奈之下,胡某夫妇将楼上的邻居诉至人民法院,要求停止侵害,并赔偿由此造成的损失。经鉴定,胡某邻居的音响音量已超过国家规定的环境噪声排放标准,法院依法判决胡某的邻居承担民事责任,停止侵害行为,并赔偿胡某因此造成的损失。

第三节　老年人婚姻家庭权益

一、婚姻自由权益

(一) 法规条例

(1)《中华人民共和国婚姻法》。

第二条,实行婚姻自由、一夫一妻、男女平等的婚姻制度。保护妇女、儿童和老人的合法权益。实行计划生育。

第三条,禁止包办、买卖婚姻和其他干涉婚姻自由的行为。禁止借婚姻索取财物。禁止重婚。禁止有配偶者与他人同居。禁止家庭暴力。禁止家庭成员间的虐待和遗弃。

第四条,夫妻应当互相忠实,互相尊重;家庭成员间应当敬老爱幼,互相帮助,维护平等、和睦、文明的婚姻家庭关系。

第三十条,子女应当尊重父母的婚姻权利,不得干涉父母再婚以及婚后的生活。子女对父母的赡养义务,不因父母的婚姻关系变化而终止。

第三十二条,男女一方要求离婚的,可由有关部门进行调解或直接向人民法院提出离婚诉讼。人民法院审理离婚案件,应当进行调解:如感情确已破裂,调解无效,应准予离婚。有下列情形之一,调解无效的,应准予离婚:① 重婚或有配偶者与他人同居的;② 实施家庭暴力或虐待、遗弃家庭成员的;③ 有赌博、吸毒等恶习屡教不改的;④ 因感情不和分居满二年的;⑤ 其他导致夫妻感情破裂的情形。一方被宣告失踪,另一方提出离婚诉讼的,应准予离婚。

(2) 由于受我国传统观念的影响,存在对丧偶或离异的老年人再婚持反对态度的现象,有很多子女因为担心老人再婚后自家的财产受到他人的侵害,或是担心婚后两个家庭会因为老人赡养问题出现矛盾。还有子女认为老年人再婚是"老不正经",怕别人"说闲话",对老年人的婚姻强加干涉,这违背了我国婚姻法的基本原则。

(二)案例分析

小王的母亲早年因病过世,父亲一人含辛茹苦将小王养大成人,小王如今也已成家。而小王60多岁的父亲在几个月前遇到了心仪的刘大妈,便想与其结婚搭伙过日子。可不料却遭到小王的强烈反对,小王认为,父亲已年过六旬,结婚是非分之想,老没出息,丢尽了他的脸,且又担心刘大妈要分割父亲的房产,所以极力反对父亲再婚。儿子的行为伤透了父亲的心,于是小王父亲将儿子告到法院,要求儿子不再干涉自己的婚姻。法院认为小王违反了婚姻自由,但其对父亲婚姻的干涉没有采取暴力手段,于是通过说服教育和训诫的方法解决。

二、扶养、赡养权益

(一)法规条例

(1)《中华人民共和国婚姻法》。

第二十条,夫妻有互相扶养的义务。一方不履行扶养义务时,需要扶养的一方,有要求对方付给扶养费的权利。

第二十一条,子女对父母有赡养扶助的义务。子女不履行赡养义务时,无劳动能力的或生活困难的父母,有要求子女付给赡养费的权利。

第二十七条,继父母与继子女间,不得虐待或歧视。继父或继母和受其抚养教育的继子女间的权利和义务,适用本法对父母子女关系的有关规定。

第二十八条,有负担能力的孙子女、外孙子女,对于子女已经死亡或子女无力赡养的祖父母、外祖父母,有赡养的义务。

(2)《中华人民共和国老年人权益保障法》。

第十四条,赡养人应当履行对老年人经济上供养、生活上照料和精神上慰藉的义务,照顾老年人的特殊需要。赡养人是指老年人的子女以及其他依法负有赡养义务的人。赡养人的配偶应当协助赡养人履行赡养义务。

(3)夫妻之间有互相扶养的义务,尤其在一方年老体弱多病或丧失劳动能力、生活困难的情况下,有负担能力的另一方,应该主动履行扶养义务,如借故不尽扶养义务,即为违法,也极不道德。夫妻间扶养义务只有当扶养权利人或扶养义务人一方死亡、夫妻离婚、扶养权利人放弃扶养请求权或扶养义务人丧失扶养能力等才会消灭。子女对父母有赡养的义务,赡养本质是子女给予老人生活照顾、精神安慰,赡养不因父母离婚而消除。再婚后的老年人都有自己亲生子女的,其各自的子女应承担赡养义务。再婚后,对其配偶的子女尽了抚养教育义务的,可向其配偶的子女,也即继子女提出赡养要求。这种情况下,老年人可以同时或者分别向自己的子女和已经形成抚养关系的继子女提出赡养要求。但其未成年时没有与继父母共同生活并受继父母长期抚养、教育的,继父母无权要求继子女赡养自己。

（二）案例分析

许某和于某系夫妻关系。2017 年 10 月,于某被检查出患有胃癌,住院期间花费各项医疗费用共计 52324.5 元。出院后,于某遵医嘱在家休养,夫妻之间产生诸多矛盾,夫妻关系开始僵化。今年 1 月,许某将于某赶出家门,后于某回到老家生活,在此期间许某一直没有前去探望,亦拒绝给付于某后续治疗费用。之后,于某将许某诉至法院,请求判令许某履行扶养义务,并给付医疗费 20000 元。庭审中,于某提交医院的诊断证明等,证实其患有胃癌未治愈,尚需后期治疗,影响其劳动能力;并提交了通话录音等材料,证实其多次要求许某给付后期治疗费,许某均以种种理由拒绝。经法院依职权调查取证,于某无其他收入来源,许某在家养殖生猪,现有生猪 20 余头,年收入 3 万余元,高于当地最低的生活保障水平,应承担扶养义务。最终经法院调解许某同意卖掉家中部分生猪,并将所得收益给予于某用于后期治疗。

第四节　老年人继承权益和养老保险权益

一、继承权益

（一）法规条例

1.《中华人民共和国继承法》

第七条,继承人有下列行为之一的,丧失继承权:① 故意杀害被继承人的;② 为争夺遗产而杀害其他继承人的;③ 遗弃被继承人的,或者虐待被继承人情节严重的;④ 伪造、篡改或者销毁遗嘱,情节严重的。

第三十一条,公民可以与扶养人签订遗赠扶养协议。按照协议,扶养人承担该公民生养死葬的义务,享有受遗赠的权利。公民可以与集体所有制组织签订遗赠扶养协议。按照协议,集体所有制组织承担该公民生养死葬的义务,享有受遗赠的权利。

2.《最高人民法院关于贯彻执行〈中华人民共和国继承法〉若干问题的意见》

继承人伪造、篡改或者销毁遗嘱,侵害了缺乏劳动能力又无生活来源的继承人的利益,并造成其生活困难的,应认定其行为情节严重。被继承人生前与他人订有遗赠扶养协议,同时又立有遗嘱的,继承开始后,如果遗赠扶养协议与遗嘱没有抵触,遗产分别按协议和遗嘱处理;如果有抵触,按协议处理,与协议抵触的遗嘱全部或部分无效。

（二）案例分析

(1) 刘某有两个儿子,大儿子刘大因小时候有病致身体残疾,生活不能完全自理。小儿子刘小开有一工厂,生意做得较好,生活较富裕。刘某决定去世后将存款30万元中的25万留给刘大,遂立下遗嘱放在衣柜中。2008年11月,刘某去世后,刘小在收拾遗物的过程中,发现父亲的遗嘱,觉得对自己不公平,便模仿父亲的笔迹更改了遗嘱,将存款中15万元留给自己。事后,刘大对此事产生怀疑,便委托司法鉴定机构对遗嘱进行鉴定。经鉴定,该遗嘱确系被篡改。在多次协调未果的情况,刘大向法院提出了诉讼,主张其弟弟丧失继承权,由其继承父亲的全部遗产。法院认为,刘小为多分遗产而篡改了遗嘱,侵害了无劳动能力又无生活来源的继承人刘大的利益,导致刘大生活困难。最终,法院判决刘小丧失继承权,由刘大继承全部遗产30万。

(2) 方先生有一位伯父,长期孤身一人,没有结过婚也没有孩子。伯父年老体弱,丧失了劳动能力,在村委会主任及安保主任的见证下方先生的伯父和方先生订立了书面协议,由于当时方先生的伯父重病不能签字,所以由村委会主任和安保主任在协议上签了字,约定他生前由侄子赡养,死后也由方先生安葬。作为回报,他遗下的三间房屋归方先生所有。这份协议由方先生及其伯父各执一份。协议签订后,方先生一直积极履行协议,照顾伯父,并且为了方便照顾,还全家搬去和伯父一起居住。2011年4月,伯父因病去世,方先生的堂妹闻讯赶回家奔丧,拿出了一份伯父去世前不久立下的遗嘱,里面居然清楚地写着:遗产全部归其所有。有这份遗嘱在手,堂妹理所当然地自居为房屋继承人,并将老人的房屋占为己有,而将方先生赶出房屋。方先生气愤不已,将其堂妹告上法院。法院判定,方某按照遗赠扶养协议完成了丧葬行为,方某伯父的遗嘱中关于房屋归方某堂妹所有的部分,是同遗赠扶养协议有抵触的,是无效的,应该按照方某同其伯父遗赠扶养协议的约定,归方某所有,其他的遗产由方某的堂妹按照遗嘱继承。

二、养老保险权益

(一)法规条例

1.《中华人民共和国社会保险法》

第六十条,用人单位应当自行申报、按时足额缴纳社会保险费,非因不可抗力等法定事由不得缓缴、减免。职工应当缴纳的社会保险费由用人单位代扣代缴,用人单位应当按月将缴纳社会保险费的明细情况告知本人。无雇工的个体工商户、未在用人单位参加社会保险的非全日制从业人员以及其他灵活就业人员,可以直接向社会保险费征收机构缴纳社会保险费。

2.《国有企业富余职工安置规定》

第九条,职工距退休年龄不到五年的,经本人申请,企业领导批准,可以退出工作岗位休养。职工退出工作岗位休养期间,由企业发给生活费。已经实行退休费用统筹的地方,企业和退出工作岗位休养的职工应当按照有关规定缴纳基本养老保险费。职工退出工作岗位休养期间达到国家规定的退休年龄时,按照规定办理退休手续。职工退出工作岗位休养期间视为工龄,与其以前的工龄合并计算。

(二)案例分析

(1) 2014 年,某公司宣传为无工作临近退休年龄的人代办养老保险,收取张某等 8 位老年人每人 6 万余元,后因该公司负责人王某将该款项侵占,致使养老保险未能办成。案发后,张某等多次到公司索款,公司均称无钱兑现。张某等人遂到法律援助中心申请法律援助。8 位老年人均没有固定的收入来源,被骗款项多是大半辈子的积蓄或子女给付的,生活压力大,心情非常沉重。法律援助中心了解情况后立即立案,经过审理,法院判决该公司返还收取的养老保险款,并承担补充赔偿责任。

(2) 王某是机械厂职工,1998 年,王某年满 55 周岁,觉得儿子大学已经毕业,家里也没有什么负担,本人年纪也大了,正好可以早点休息几年。便向单位领导申请办理了内退。2003 年,王某达到退休年龄,但劳动保障行政部门却无法给王某办理退休手续。原来这几年,单位一直没有为王某缴纳养老保险费。王某找到单位领导,领导认为王某作为内退人员,早已退休,不用再办理养老保险,遂对王某的要求不予理睬。陈某无奈将单位起诉到法庭,法院认为王某在企业内退后,仍然是企业职工,企业应该依法为其缴纳养老保险费。单位不缴纳养老保险违反了我国社会保险法,判决企业为王某补缴他内退这几年的养老保险费。

附录一　吞咽障碍指数自评表

请您在最能描述自己吞咽功能情况的一栏打钩，并计算各项得分。

	从不	偶尔	总是
1P. 我在喝水、牛奶、汤、饮料等流质食物时会发生呛咳。	0	2	4
2P. 我在吃米饭、馒头、蔬菜、肉等固体食物时会发生呛咳。	0	2	4
3P. 我觉得口干。	0	2	4
4P. 进食时需靠水、汤、牛奶、饮料等液体来冲服，否则难以吞咽。	0	2	4
5P. 我因为吞咽问题导致体重下降。	0	2	4
1F. 我因为吞咽问题拒绝吃某些食物。	0	2	4
2F. 我通过改变吞咽方式来方便进食。	0	2	4
1E. 我觉得跟亲朋好友在外就餐很尴尬。	0	2	4
3F. 我吃一顿饭花的时间比以往长。	0	2	4
4F. 我因为吞咽问题而更多地采用少食多餐的方式进食。	0	2	4
6P. 我需要反复多吞几次才能将食物咽下去。	0	2	4
2E. 我觉得不能吃自己想吃的食物是件挺令人难过的事情。	0	2	4
3E. 我不像以前那样享受吃东西了。	0	2	4
5F. 我因为吞咽问题而减少了社交活动。	0	2	4
6F. 我因为吞咽问题而不想吃东西。	0	2	4
7F. 我因为吞咽问题吃得更少了。	0	2	4
4E. 我因为吞咽问题而感到焦虑。	0	2	4
5E. 我因为吞咽问题而觉得自己像个残疾人了。	0	2	4

	从不	偶尔	总是
6E. 我因为吞咽问题对自己生气。	0	2	4
7P. 我吃药的时候会噎住。	0	2	4
7E. 我因为吞咽问题害怕有一天会哽噎甚至无法呼吸。	0	2	4
8F. 我因为吞咽问题必须改变进食方式(如通过管喂)。	0	2	4
9F. 我因为吞咽问题改变了自己的膳食。	0	2	4
8P. 我吞咽的时候有无法呼吸的感觉。	0	2	4
9P. 我吞咽后会咳出食物。	0	2	4

得分:身体方面得分(P) =   ;功能方面得分(F) =   ;情感方面得分(E) =   ;
　　　总分(T) = P + F + E =

1分 没问题	2分 很轻微	3分 轻微	4分 中度	5分 中度偏重	6分 严重	7分 非常严重

附录二 国际尿失禁咨询委员会尿失禁问卷表

第一部分 尿失禁及严重程度

许多病人时常逸尿,该表用于调查尿失禁的发病率和尿失禁对老人的影响程度。仔细回想你近四周来的症状,尽可能回答以下问题。

老人姓名:_____ 性别:_____

填表日期:_____

1. 请填写您的出生年月: 年 月。

当你回答以下问题时,请回想近四周来相关症状的平均感受。

2a. 您经常逸尿吗?

□从来没有

□大约每周一次或更少

□每周 2～3 次

□大约每天 1 次

□大约每天数次

□总是

2b. 对您来说,这问题有多严重?请圈出一个数字。(0 表示无任何问题,10 表示问题极为严重)

0 1 2 3 4 5 6 7 8 9 10

3. 何时出现逸尿?(请用√标注所有符合情况的答案)

□从不、尿液无逸出

□在能到达厕所之前

☐当咳嗽或打喷嚏时

☐当睡觉之时

☐当进行体力活动或锻炼之时

☐当你完成如厕而穿戴之时

☐无原因

☐总是在逸尿

有时尿失禁老人不得不垫带一些卫生巾、布片和卫生纸用以保护，如您有这类情况，请回答以下问题：

4a. 在过去的四周内您是否用过以下保护措施？（请用√标注最符合情况的答案）

☐从来没有

☐有些时间

☐多数时间

☐总是

4b. 过去四周内如您曾采取保护措施，请问采取哪一种？（请用√标注所有符合情况的答案）

☐卫生巾或布片

☐小卫生巾或内裤衬垫

☐专用尿失禁裤/专用卫生巾/其他尿垫

☐其他物品。请表述所用物品 _____

4c. 每天需要更换保护护垫多少次？（请用√标注最符合情况的答案）

☐从来没有

☐1～2 次

☐3～5 次

☐6 次或以上

我们需要您自己估计的逸尿量：

5a. 您通常逸尿量有多少（无论是否带有护垫）？（请用√标注其中一答案）

☐无

☐少量

☐中等量

☐大量

5b. 近四周内逸尿最严重的一次有多少？（请用√标注其中一答案）

☐无

☐少量
☐中等量
☐大量

第二部分：日常生活

请认真回忆近四周来的症状并回答以下问题：

6. 逸尿对您的家务劳动有多大影响（如家务、自理活动、举重物）？

☐无
☐有点
☐中等
☐明显

7. 逸尿对您的户外活动有多大影响（如购物、访友、看电影）？

☐无
☐有点
☐中等
☐明显

8. 逸尿对您的工作有多大影响？

☐无
☐有点
☐中等
☐明显

9. 逸尿对您的活动有多大影响（如散步、和孩子玩耍、跑步、锻炼）？

☐无
☐有点
☐中等
☐明显

10. 当你处于一个不熟悉的环境时是否担心厕所所在位置？

☐无
☐有点
☐中等
☐非常

11. 您是否担心因逸尿而减少饮水量？

☐从不

☐偶尔（小于三分之一时间）

☐时常（三分之一到三分之二时间）

☐多数时候（多于三分之二时间）

☐总是

12. 您是否因为逸尿而避免旅游（如小车、公交车和长途汽车）？

☐无

☐有时

☐时常

☐总是

13. 近四周内，您感觉逸尿对您的生活有多大的破坏？

请在 0（无）～10（极为严重）之间圈出符合您感觉的数字：

0　1　2　3　4　5　6　7　8　9　10

14. 总的来说，逸尿对您的日常生活有多大影响？

请在 0（无）～10（极为严重）之间圈出符合您感觉的数字：

0　1　2　3　4　5　6　7　8　9　10

15. 近四周内，您如何评价您的生活质量？

请在 0（最差）～10（最佳）之间圈出符合您感觉的数字：

0　1　2　3　4　5　6　7　8　9　10

第三部分　性生活问题

16. 您是否有阴道疼痛或不适？

☐无

☐有点

☐中等

☐严重

17. 您目前有性生活吗？若选择"无"，请到问题 20。

☐有

☐无，因为我有逸尿

☐无，因为我有其他原因

18. 同房时您是否感到疼痛？

☐无

☐有点

☐中等

☐严重

19. 您同房时是否有逸尿？

☐无

☐有点

☐中等

☐严重

20. 近四周内,您感觉逸尿对您的性生活有多大的破坏？

请在 0(无)～10(极为严重)之间圈出符合您感觉的数字：

0　1　2　3　4　5　6　7　8　9　10

☐不适用于我

第四部分　情绪方面

请认真回忆近四周来的症状并回答以下问题：

21. 逸尿症状是否使您感到抑郁？

☐无

☐是,有一点

☐是,中等

☐是,很严重

22. 逸尿症状是否使你感到很焦虑或神经紧张？

☐无

☐是,有一点

☐是,中等

☐是,很严重

23. 逸尿症状是否使您感到很沮丧？

☐无

☐是,有一点

☐是,中等

☐是,很严重

24. 由于逸尿症状您曾否感到难堪?

☐无

☐是,有一点

☐是,中等

☐是,很严重

25. 逸尿症状是否减少了您的生活乐趣?

☐无

☐是,有一点

☐是,中等

☐是,很严重

第五部分　其他泌尿系统症状

尿失禁常合并其他泌尿系统症状。我们尽可能的希望了解您近四周内所经历的其他泌尿系统症状。

26a. 每天排尿次数?

☐每小时 1 次

☐每 2 h 1 次

☐每 4 h 1 次或更长时间 1 次

26b. 这对您来说是多严重的问题?

请在 0(无)～10(极为严重)之间圈出符合您感觉的数字:

0 1 2 3 4 5 6 7 8 9 10

27a. 在夜间,您平均每夜起来如厕多少次?

☐无

☐一次

☐两次

☐三次

☐四次或以上

27b. 这对您来说是多严重的问题?

请在 0(无)～10(极为严重)之间圈出符合您感觉的数字:

0 1 2 3 4 5 6 7 8 9 10

28a. 您是否需要急忙如厕?

□从不

□偶尔(小于三分之一时间)

□时常(三分之一到三分之二时间)

□多数时候(多于三分之二时间)

□总是

28b. 这对您来说是多严重的问题?

请在 0(无)~10(极为严重)之间圈出符合您感觉的数字:

0　1　2　3　4　5　6　7　8　9　10

29a. 您是否有感觉膀胱疼痛?

□从不

□偶尔(小于三分之一时间)

□时常(三分之一到三分之二时间)

□多数时候(多于三分之二时间)

□总是

29b. 这对您来说是多严重的问题?

请在 0(无)~10(极为严重)之间圈出符合您感觉的数字:

0　1　2　3　4　5　6　7　8　9　10

30a. 在开始排尿前是否有延迟现象?

□从不

□偶尔(小于三分之一时间)

□时常(三分之一到三分之二时间)

□多数时候(多于三分之二时间)

□总是

30b. 这对您来说是多严重的问题?

请在 0(无)~10(极为严重)之间圈出符合您感觉的数字:

0　1　2　3　4　5　6　7　8　9　10

31a. 您是否不得不增加腹压以维持持续排尿?

□从不

□偶尔(小于三分之一时间)

□时常(三分之一到三分之二时间)

□多数时候(多于三分之二时间)

□总是

31b. 这对您来说是多严重的问题?

请在 0(无)～10(极为严重)之间圈出符合您感觉的数字:

$$0 \quad 1 \quad 2 \quad 3 \quad 4 \quad 5 \quad 6 \quad 7 \quad 8 \quad 9 \quad 10$$

32a. 当排尿时您是否有排尿断续一次以上现象?

□从不

□偶尔(小于三分之一时间)

□时常(三分之一到三分之二时间)

□多数时候(多于三分之二时间)

□总是

32b. 这对您来说是多严重的问题?

请在 0(无)～10(极为严重)之间圈出符合您感觉的数字:

$$0 \quad 1 \quad 2 \quad 3 \quad 4 \quad 5 \quad 6 \quad 7 \quad 8 \quad 9 \quad 10$$

33a. 您认为您的尿线是:

□从不减少

□偶尔减少(小于三分之一时间)

□时常减少(三分之一到三分之二时间)

□多数时候减少(多于三分之二时间)

□总是减少

32b. 这对您来说是多严重的问题?

请在 0(无)～10(极为严重)之间圈出符合您感觉的数字:

$$0 \quad 1 \quad 2 \quad 3 \quad 4 \quad 5 \quad 6 \quad 7 \quad 8 \quad 9 \quad 10$$

参 考 文 献

[1] 中共中央、国务院."健康中国 2030"规划纲要[EB/OL].[2016-10-25].
http://www.gov.cn/zhengce/2016-10/25/content_5124174.htm.

[2] 许英,陈立行,王婉谕.国内医养结合养老护理模式研究综述[J].产业与科技
论坛,2016,15(20):103-105.

[3] 石汉平,赵青川,王昆华,等.营养不良的三级诊断[J].肿瘤代谢与营养电子杂
志,2015,2(2):31-36.

[4] 石汉平,许红霞,李苏宜,等.营养不良的五阶梯治疗[J].肿瘤代谢与营养电子
杂志,2015,2(1):29-33.

[5] 周立平,杨雪琴,冷育清.老年护理[M].武汉:华中科技大学出版社,2015.

[6] 张娜燕.关于老年人便秘的临床护理讨论[J].养生保健指南,2017(10):
154-155.

[7] 赵庆琳,姚金兰.老年人便秘的常见原因分析及护理[J].科技资讯,2013(10):
236-236.

[8] 兰婧瑶.社区老年人功能性便秘的护理进展[J].健康教育与健康促进,2019,
14(4):378-380.

[9] 姜明明,徐杨.功能性便秘的临床研究进展[J].国际病理科学与临床杂志,
2011,31(2):155-160.

[10] 生加云.老年护理[M].北京:人民军医出版社,2015.

[11] 孙秀丽.老年性便秘护理[J].医药前沿,2015,5(22):261-262.

[12] 胡小霞.老年性便秘护理体会[J].养生保健指南,2017(39):95.

[13] 徐军.常见老年慢性病的防治及护理[M].杭州:浙江大学出版社,2016.

[14] 程秀红,蒋琪霞,刘云,等.压疮预防指南临床应用的效果分析[J].中华护理
杂志,2011,46(6):597-599.

[15] 王艳,袁芳,陈慧敏.3 种压疮危险评估表信效度的比较研究[J].护理研究,

2011,25(24):2252-2254.

[16] 谢小燕,刘雪琴.两种压疮危险因素评估量表在手术患者中信度和效度比较研究[J].中华护理杂志,2006,41(4):359-361.

[17] 梁慧敏,王春梅.3 种压疮危险评估表对脊髓损伤病人压疮预测效果的比较研究[J].护理研究,2010,24(12):1064-1065.

[18] 冯岚,杨晓燕,张雪梅.诺顿压疮危险性评估表在脊柱脊髓损伤并截瘫病人临床应用意义的研究[J].护理学报,2012,19(8B):42-43.

[19] 刘娟.三种压疮危险评估量表对急诊病人压疮预测能力的比较研究[J].沈阳:中国医科大学,2009.

[20] 王彩凤.住院老年人与儿童的压疮相关因素及评估工具的分析研究[J].上海:上海交通大学,2008.

[21] 王桂荣,张琴,冯晓敏,等.持续仰卧位减压法预防压疮效果观察[J].护理学杂志,2004,19(7):42-43.

[22] 陈丽娟,孙林利,刘丽红,等.2019 版《压疮/压力性损伤的预防和治疗:临床实践指南》解读[J].护理学杂志,2020(13):41-43.

[23] 葛均波,李永健,王辰.内科学[M].9 版.北京:人民卫生出版社,2018.

[24] 李小寒,尚少梅.急危重症护理学[M].6 版.北京:人民卫生出版社,2017.

[25] 王增武,董颖.2015 年《AHA 心肺复苏与心血管急救指南》解读[J].中国循环杂志,2015,30(z2):8-22.

[26] 洪海鸥.图说公民健康素养 66 条[M].合肥:安徽科学技术出版社,2018.

[27] 李向明.老年权益保障的法律体系研究[D].济南:山东大学,2012.

[28] 陈雄,刘雪婷.老年人精神需求立法保障研究[J].南华大学学报(社会科学版),2019,20(3):82-89.

[29] 徐瑞鸿.老年人权利的保护与救济[D].烟台:烟台大学,2013.

[30] 吴国平.老年人权益的法律保障研究[J].广州大学学报(社会科学版),2017,16(3):28-33.

[31] 李晓农.我国的老龄权益保障法律体系[J].中国卫生法制,2019,27(1):10-13.

[32] 向琳琳.我国老年人权益法律保障研究[D].开封:河南大学,2015.